# 名中医教你开药方 1

MINGZHONGYI JIAONI KAI YAOFANG 1

第 2 版

编著 全世建

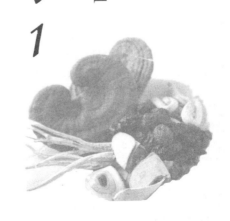

北京科学技术出版社

**图书在版编目（CIP）数据**

名中医教你开药方 1 / 全世建编著 . — 2 版 . — 北京 : 北京科学技术出版社，
2018.9（2020.10 重印）

ISBN 978-7-5304-8796-9

Ⅰ. ①名… Ⅱ. ①全… Ⅲ. ①方剂学 Ⅳ. ① R289

中国版本图书馆 CIP 数据核字（2018）第 022249 号

策划编辑：刘　立
责任编辑：张　洁　周　珊
责任印制：李　茗
封面设计：申　彪
出 版 人：曾庆宇
出版发行：北京科学技术出版社
社　　址：北京西直门南大街 16 号
邮政编码：100035
电　　话：0086-10-66135495（总编室）
　　　　　0086-10-66113227（发行部）
网　　址：www.bkydw.cn
印　　刷：三河市国新印装有限公司
开　　本：710mm×1000mm　1/16
字　　数：201 千字
印　　张：11.75
版　　次：2018 年 9 月第 2 版
印　　次：2020 年 10 月第 2 次印刷
ISBN 978-7-5304-8796-9/R·2458

定　　价：48.00 元

本书主要介绍了解表、清热、温里、和解、补益、泻下、理气、理血、祛湿、祛痰、安神 11 类共 60 首历代著名医家留下的经典名方，从主治证辨识、组方配伍应用、特殊用量及临床主治病种选择、药物加减等方面详细地介绍了这些方的临证开方要旨。本书的编写特色有三个方面：一是实用性强，每一首方都通过作者自己的临床用方体会和其他名家运用该方的医案，说明该方的临床使用方法、用方要点及病证选择等，对临床具有较强的指导作用；二是兼顾方剂的基础知识，每首方都介绍了方剂的来源、组成、主治、功效、方解等，便于本书的学习者加深对方剂理论的认识；三是深入浅出，编写中尽可能使用通俗易懂的语言，讲清楚方剂组方配伍特点和用方要旨。本书适合中医临床医生、中医院校学生及中医药爱好者学习、使用。

**内容提要**

　　方剂又称为处方，是在辨证审因、决定治法之后，选择适宜的药物，按照组方原则，酌定用量、用法，妥善配伍而成。如桂枝汤、银翘散、天王补心丹等。方剂是中医理、法、方、药的重要组成部分，是中药临床应用的基本形式，对病人直接发挥治疗作用，是中医临床治病的主要工具之一。因此，开方也是中医医生必备的技能之一。但同样的方剂在不同的医生手里会有不同的疗效，有的医生用后药到病除，有的医生用后完全无效甚至加重病情；有的医生处方用药仅寥寥数味，有的医生用药多达数十种。为什么会出现这种情况？这与医生用方水平密切相关。临床辨证用方水平直接关系到中医临床疗效，所以提高临床医生辨证用方水平是提高中医临床疗效的重要方法之一。临床用方涉及中医理论的方方面面，其中有四个关键问题必须把握。一是对方剂本身的认识。了解方剂的组方配伍特点，"药有个性之专长，方有合群之妙用"，知己知彼，方能百战不殆。方剂的作用取决于其配伍，只有切实领会方剂配伍原理，掌握其配伍规律，才可能将方剂灵活运用到临床中。方剂配伍基本原则就是君臣佐使，要清楚方中哪些药是君药、臣药、佐药、使药，它们在方中各自发挥什么作用，为什么能发挥作用，这些药配伍后又会产生什么样的作用。二是主治证的辨析。方证相应，通过对主治证分析，抓住其病机本质，有针对性地选方。中医辨证论治理论强调方证相应，同一种病在发病的不同阶段、不同环境、不同季节以及不同人身上，病因病机可能有所不同，证候也就不同，用方也不一样。反过来，不同疾病在发病过程中，也可能出现相同的病机、相同的证候，针对相同的病机，采用一样的方也可以取得较好疗效。总之，方剂是针对具体的证，而不是病。临床上经常有病人问："我家里母亲头痛，医生能帮我开首方吗？""儿子6岁了，不开胃，能不能开首方？"仅靠病是开不出方的，只有通过症状分析找出其发病的病因病机才能开出方来。三是必须掌握一定量的古今名方。这些方凝聚着历代医家的临床经验和智慧，他山之石可以攻玉。从春秋战国时期最早的方书《五十二病方》，到汉代方书之祖张仲景的《伤寒杂病论》、唐代的《备急千金要方》、宋代的《太平惠民和剂局方》、明代的《普济方》等，历代医家留给我们大量的临床疗效确切的方剂。多读多记一些名家方剂，了解他们的组方思路，继承他们的用方经验，对提高自己的临床用方水平有重要意义。四是注意方中的特殊配伍和药物用量，它们可能是方剂起效的关键所在。中医有"方剂不传之秘在于量"的说法，就是指这个方面。重视对一些关键点的把握，对提高用方水平可起到事半功倍的效果。

本书是笔者结合自己对方剂的教学体验和临床用方的体会编写而成，选方标准有两个：一是这些方具有较好的临床疗效，至今仍有较高的临床价值；二是这些方的组方配伍具有特色，触类旁通，对指导以后的临床用方有帮助。

本书特色有四：一是精选一批历代医家留下的经典名方，希望读者通过对这些代表性的名方的学习，提高自己对方剂基本知识的认识和对历代名家用方经验的领会；二是从组成、功效、主治证、配伍等方面介绍书中所选的方剂，以期读者对这些方有基本了解；三是结合临床上的代表性医案，针对用方过程中的主治证辨析、药物用量及配伍等用方要旨做重点介绍，进行有针对性的分析；四是语言上尽可能做到通俗易懂，深入浅出，将方剂深奥的组方配伍理论讲清楚。

本书自2015年出版以来，受到了广大读者的热烈好评。为进一步满足读者的需求，笔者在第1版基础上，对错漏之处进行了全面的修订。为方便读者根据不同需求查阅方剂，本次修订在书末分别附上方名汉语拼音索引和病症汉语拼音索引。

清代学者顾炎武曾说"文须有益于天下""亦需有益于未来"，笔者撰写本书的目的就是想将自己多年来在方剂教学和临床中认识和领会的用方经验、诀窍与同道分享，希望本书有益于提高临床医生的用方水平，为中医的发展尽微薄之力。

全世建
2018年5月于广州

目
录

名
中
医
教
你
开
药
方
1

名
中
医
教
你
开
药
方
1

名中医教你开药方1

目
录

名中医教你开药方 1

名
中
医
教
你
开
药
方
1

目录

名中医教你开药方 1

# 引 言

　　当好一名中医学教师比当好其他学科的教师更难，主要有两个方面的原因。一是中医理论深奥难懂，包含着许多中国传统哲学思想，怎么使刚刚接受过系统现代科学基础知识训练的大学生接受中医理论是一项艰巨的任务。刚开始学中医的学生，往往在两种思维方式中不停转换，会产生诸如"明明刚学过脑主管人精神意识思维活动，为什么你中医又说心藏神，主神志""以前谈起阴阳五行，相生相克，好像是神婆大仙们做的事，现在怎么同医学联系上了"等疑惑。"师者，所以传道授业解惑也"，要解开学生心中之惑，必须先解自己心中之惑，必须对中国传统文化有较深的理解。二是中医的根基和优势在临床，没有一定临床经验的积累，很难将中医讲深讲透。古人云"坐以论道，莫若起而行之"。有些教师在课堂上谈得天花乱坠，一旦课下遇到学生或病人要求开方治病，由于自己缺乏临床经验，往往畏首畏尾，不敢下手，或是开出方来，效果平平，使学习者失去信心。

　　要成为一名好的中医学教师，首先要在系统了解中国传统文化的基础上，培养好自己的中医思维，对中医药理论的精髓有所领会，如此才能解除学生心中的疑惑；再者，最好自己能积累一定的临床用方经验，使中医理论从临床中来，又能回到临床中去，指导临床诊疗，解决实际问题，在此基础上才能给学生以信心。方剂是中医临床治病的主要手段之一，提高方剂的水平对中医临床水平的提高具有重要的意义。如何学好方剂提高自己的临床用方水平呢？方剂的学习要紧紧围绕以下三个方面：一是这首方能治什么病？二是这首方为什么能治这个病？三是临床怎样用这首方能更好地治这个病？下面就这三个方面的问题谈谈笔者自己的看法。

　　六味地黄丸是一首非常有名的方剂，被后世医家称为"十大名方"之一，也被作为方剂学重点方剂之一。目前有很多病人自己买六味地黄丸吃，但不少人服了之后有一种上当的感觉，觉得"服了药怎么一点效果也没有""服了

1

药还上火，更不舒服了"。我曾经遇到过一位45岁的女性病人，她说最近总是觉得腰痛、全身无力，平时经常看有关中医的科普书籍，认为自己肾虚，于是买了六味地黄丸，服了一个星期，结果，不仅腰痛没有缓解，还出现腹泻，两腿更无力。她见我时说："你们中药是不是真有效，不是说六味地黄丸可以补肾吗？我吃了一个星期怎么什么效果都没有？病怎么还加重了呢？"我先没有给她过多解释，问了她两个问题：第一，你为什么说你自己肾虚？第二，为什么要用六味地黄丸？

对于第一个问题，病人说自己看书上这么说，家里老人、朋友也都这么说，腰痛就表示肾虚。腰痛就是肾虚吗？讲到这里我得提醒大家，目前中医科普书籍很多，包括手机微信中也有不少关于中医知识的介绍，但这些内容不少是非专业人士所著，存在内容错误、荒诞无稽的情况。养生治病不能靠微信。我明确告诉她错了，她错在两个方面：一是消息来源不正确，书上看的不一定对，老人和朋友说的更不一定对；二是腰痛并不代表肾虚，难道一个20岁的年轻小伙不小心把腰扭伤了也是肾虚吗？

对于第二个问题，这位病人说，六味地黄丸可以补肾，因为我肾虚所以要服六味地黄丸，我说她又错了。六味地黄丸是一首滋补肾阴的方剂，可以滋阴补肾，只能治肾阴虚证。肾虚分为肾阴虚、肾阳虚、肾阴阳两虚等证，不是所有肾虚病证都适合用六味地黄丸治疗。

我同病人讲，你既不知道你得的是什么病，也不知道六味地黄丸可以治什么病，你服了六味地黄丸能有效吗？

说到这里，针对这位病人的情况，我要先谈谈接诊一个病人后，方剂是如何开出来的。中医强调辨证用方，方从法出，法从证出，方证相应，理法方药一脉贯通。医生从开始接诊病人到开出一个方来，要经历以下三个阶段。

一是辨证审因。病人找医生看病，医生通过四诊从其身上首先获得的是一组症状，比如说前面那位病人所讲的腰痛、体倦、乏力等，但单凭这些症状你是无法开出方来的，必须对这些症状进行综合分析，辨证审因，找出病人发病的病因病机及发病性质和部位等，这个病因病机就是证。也就是说要从"症"到"证"，从前面这位病人的情况来看，她所诉的这些症状不够全面，无法从"症"到"证"。中医强调望闻问切，这位病人只告诉了我她自我感觉的症状，属问诊的范畴，医生还需通过望、闻、切诊了解病人其他方面的症状，获得的症状和体征资料越全面，辨证审因的准确度越高。由于错误的宣传，很多病人认为医生通过脉诊就可知道自己身上的病，如果把脉看不出来，说明这个医生水平不行。我在临床上经常遇到这样的病人，进入诊室坐下后，将手伸出来一句话不说，问他病情，他还有意见：你是中医，我得什么病你应该通过把脉就知道了，还问我干什么，是不是水平差？这是另一种误解，中医强调四诊合参，从来没有说仅有脉诊就够了。针对前面的那位女病人，我通过四诊又发现她其他的症状和体征，如自觉上半身发热，面部经常发红，有烘热感，头部出汗较多，但下半身无力，恶寒，舌质淡，苔薄白，脉沉细弱。综合上述症状和体征，根据中医辨证原则，诊断为腰痛，证型为肾阴阳两虚。病因病机确定后，治法就确定了，虚则补之，这个病人可用补法。这时就可以进入第二个阶段。

第二个阶段，以法立方。虚则补之，病人属虚证就可以选择用补法，她又属于虚证中的肾虚，需要补肾，但还需看看在肾虚中她是哪方面虚，该病人是肾阴阳均虚，所以需要阴阳并补。阴阳并补的药很多，如何遣方用药才能达到最好的效果呢？临床上有两种方法供选择：一是按照君臣佐使的组方原则，自己组一首方，将自己学的中药知识和方剂知识综合应用，这种方法适合有一定临床经验、对方剂理论较熟的医生使用；二是从历代著名医家用方经验中获得，看以前有没有治这种病效果较好的医家，他们用的方是什么，如果这些方被证明滋补肾阴肾阳有较好的疗效，直接拿来为我所用就行了，这种方法特别适合临床经验少的青年医生使用。临床上也有不少医生看病，全部用《伤寒杂病论》经方，我们把这一派医生称为"经方派"，他们在临床上占有很重要的地位。再说回这个病人，在金元四大家之一刘完素的《宣明论方》中记载有一首方，名为"地黄饮子"，专为肾阴阳两虚证而设，已有的临床和药理研究均表明该方对肾阴阳两虚证有较好疗效，故我们可直接选用该方。当然原方主治病证与目前的病证不完全等同，针对这种情况我们可以在原方的基础上进行加减，这就进入第三个阶段。

第三个阶段，临床用方变化。主要是根据所治病人的病证变化对原方进行相应的改变，其改变形式有药味增减、药量增减、剂型变化等方面。地黄饮子由熟地黄、山茱萸、巴戟天、肉苁蓉、附子、肉桂、石斛、麦冬、五味子、茯苓、远志、石菖蒲组成。原方主治肾阴阳阳两虚所致的双下肢无力，言语困难等症，以舌强不能言，足废不用，口干，足冷面赤，脉沉细弱为用方要点。原方剂量，各组方药物均为半两（15g）。如果将此方用于该病人治疗，需要如何变化呢？

首先是药物加减。原方中远志、石菖蒲化痰开窍，用于痰浊上泛，阻塞窍道所致的舌强难言，语言困难。目前这位女病人，言语正常，无此症状，所以减去这两味药。因其出汗较多，为阴虚内热所致，可在原方中加入收敛止汗的浮小麦、煅牡蛎等加强止汗作用。药物剂量方面，熟地黄滋阴补肾，巴戟天、肉苁蓉温补肾阳，因病人阴阳虚损较重，可适当增加剂量，可加至30g。附子有毒，宜遵守安全用量，可用10g，而肉桂一般用量为3g，五味子酸涩可减为10g。通过以上辨证分析，我给这位病人开方如下：熟地黄30g，山茱萸15g，巴戟天30g，肉苁蓉30g，附子10g，肉桂3g，石斛15g，麦冬15g，五味子10g，浮小麦30g，煅牡蛎30g（先煎）。水煎服。要求病人先服一周，观察症状变化，结果病人服药3天后，出汗减少，双下肢恶寒减轻，对治疗信心大增，后连续服3周，诸症痊愈。病人对中医信心大增，后介绍好多家人和朋友来看病。

　　经常有青年中医师感叹，明明是同一首方，为什么在我用时没效，而在一些名家手里就变成了灵丹妙药呢，有没有什么诀窍呢？应该说，在临床用方过程中是有一些诀窍可以帮我们提高自己的用方水平的。下面将我在方剂教学和临床过程中的一些用方体会介绍给大家，希望能给同道一些启发。

# 第一章 解表类方

解表类方是以解表药为主组成的，具有发汗、解肌或透疹等作用，用于治疗表证的方剂。属于"八法"中"汗法"的范畴。因病邪在表，病势较轻浅，故治疗上应以辛散轻宣为主，使邪气从肌表发散外出。《素问·阴阳应象大论》指出："善治者，治皮毛，其次治肌肤，其次治筋脉，其次治六腑，其次治五脏，治五脏者，半死半生也。"

## 宣肺开表之首方——麻黄汤

麻黄汤是出自汉代名医张仲景《伤寒论》的一首经方，由麻黄、桂枝、杏仁、甘草四味药组成，有发汗解表、宣肺平喘的功效。原方用于治疗外感风寒表实证，以恶寒发热、无汗而喘、脉浮紧为辨证要点。方中麻黄辛温微苦，善于开腠理，既能发汗散寒，又能宣肺平喘，为君药。同时配以透营达卫之桂枝为臣药，既能温经散寒，又能解肌发表，并能温经止痛。麻黄、桂枝相须为用，加强了发汗解表透邪之功。以杏仁为佐药，宣降肺气、止咳平喘。麻杏相配，一宣一降，可增强平喘止咳之功。炙甘草为佐使药，缓和麻、桂发散峻烈之性而起调和药性的作用，又可使汗出不致过猛而耗伤正气。诸药合用，发汗散寒以解表邪，宣降肺气以平喘咳。该方现代常用于感冒、流行性感冒、急性气管－支气管炎、支气管哮喘、自主神经功能紊乱所致的出汗异常等证属风寒表实者。

### 一、主治证辨识

麻黄汤原为太阳伤寒证而设。所谓太阳伤寒证，是指外感风寒表实证。由于风寒袭表，邪正相争，故出现恶寒、发热、脉浮；肺主一身之气，外合皮毛，今风寒之邪客表，毛窍闭塞，导致肺气不宣，故出现喘咳、无汗。对该证的辨识应抓住两点："闭"和"实"。"闭"是寒凝所致，临床多表现出不通和疼痛的症状，如鼻塞，汗少甚至不出汗，头痛，全身疼痛等。"实"指正气不虚，正盛邪实。针对"闭"和"实"两大特点，选方需要有较强的发散温通之力。麻黄汤具有较强的发散和宣通的作用，临床用方时要发挥这一优势。

## 二、发汗解表不惧峻

麻黄汤被后世称为发汗第一峻剂，方中麻黄、桂枝两味发汗解表力强的药相须为用，以加强发汗解表透邪之功。二药配伍在某种程度上反映了该方配伍的精髓所在。现在有论及麻黄汤者，或曰麻黄汤宜北方不宜南方，或曰宜彼地不宜此地，或曰宜古人不宜今人，凡此种种的主要原因是临床上人们因惧怕其峻烈之性而不敢用或是将麻黄、桂枝减量而用，持这种心态者很难用好麻黄汤，临床上遇到方证相应病证，应大胆使用，发汗不惧峻。世人多说江南人体质弱，肌腠疏松，不宜使用麻黄汤之峻剂，江南近代名医曹颖甫先生在《经方实验录》中载麻黄汤治验数则，谨举一案：一人患伤寒，迁延月余，察其脉浮紧，头痛，恶寒，发热不甚，治宜麻黄汤。因病久胃气弱，又加生姜三片、红枣两枚，急煎热服，盖被而卧。果然，一刻后，其疾若失。先生指出，发热恶寒无汗，而脉浮紧者，投以麻黄汤无不应手奏效。

笔者曾治一例无汗症病人。张某，男，27岁，自诉全身皮肤无汗出6年。病人自幼出汗就少，近6年来，无论春夏秋冬还是劳累，全身完全无汗，遇劳动或剧烈活动，或遇夏季炎热，则全身燥热难耐。在当地医院诊为自主神经功能紊乱，以营养神经药治疗无效。就诊时，饮食、睡眠、二便均正常，舌质淡暗，苔薄白，脉浮紧，当时诊为邪闭肌腠、营卫失宣、津液不能外达。拟用麻黄汤加味治之。药用：麻黄、桂枝各9g，杏仁、荆芥、防风各10g，甘草6g，羌活9g，紫苏叶、桃仁、红花各10g，蜈蚣2条。水煎服，每日1剂。7剂后皮肤稍觉湿润，仍无汗。在原方基础上将麻黄、桂枝改为各18g，继服7剂，皮肤潮湿，服至21剂，汗出正常。无汗症机制是邪闭肌腠、肺气不宣，津液不能宣达皮肤，正切合麻黄汤之意。遂宗仲景之法，以重剂麻黄汤发汗宣肺，加羌活、荆芥、防风、紫苏叶以透邪外达，桃仁、红花活血化瘀、疏通经络，蜈蚣透络通经、引邪外出。诸药合用，使营卫和、肌腠开、经络通、肺气宣，终于出汗如常人。

### 三、注重辨证，寒温宜分清

麻黄汤原方治疗外感风寒表实证，以恶寒发热、无汗而喘、脉浮紧为辨证要点。其中恶寒发热是辨证要点，但在临床上不少医生一遇外感发热，往往不辨寒温，一概用金银花、连翘、桑叶、菊花、大青叶、板蓝根之类清热解毒药。对外感表证疏于温散、偏用寒凉是目前临床上常见的现象。另外，对外感风寒见到浮紧兼数或浮数不弱而又紧象不明显的脉象认识不足，多误以风热论治。实际上，即使对温病早期，温邪郁表，肺卫失宣，表闭无汗者，也应避免一派寒凉，而是在辛凉之剂中配以辛温药为导，以期强化开表发汗之效。

现代名医刘渡舟在医案中记载曾治一例 50 岁男病人，隆冬季节，因工作需要出差外行，途中不慎感受风寒之邪，当晚即发高热，体温达 39.8℃，恶寒甚重，虽盖两床棉被，仍渐渐恶寒，发抖，周身关节无一不痛，无汗，皮肤滚烫而咳嗽不止，舌苔薄白，脉浮紧有力。刘氏诊为太阳伤寒表实之证，拟麻黄汤原方，麻黄 9g，桂枝 6g，杏仁 12g，炙甘草 3g。服药 3 剂，热退病安。在本例医案中病人虽然高热不退，但伴有恶寒、脉浮紧，仍属风寒表证，所以用麻黄汤有效。

此外，临床上还有一个现象值得注意，有些医生仅凭咽喉疼痛与否来判断疾病属风寒还是温病，而不管病人口渴与否。温病初起固然多见咽喉疼痛，但风寒初起也可能出现咽喉疼痛，《伤寒论》（第 313 条）专门有一方治疗寒邪侵犯少阴所致咽喉疼痛，半夏汤就可以佐证。"少阴病咽中痛，半夏汤及散主之。"一般临床上遇到风寒表证伴咽喉疼痛，可在麻黄汤中加半夏。

### 四、随证加减，运用灵活

麻黄汤除发汗解表外，也有较强的宣通肺气的作用。本方除用于咳嗽、气喘等呼吸系统疾病外，通过灵活加减运用，也可以用于五官科疾病如慢性鼻炎、皮肤科疾病如冻疮、神经系统疾病如三叉神经痛、消化系统疾病如便秘等。

笔者曾用本方治一例习惯性便秘病人，该病人为 46 岁女性，习惯性便秘 3 年，平时皮肤粗糙，经常胸闷，舌质淡，苔白腻，脉沉紧。考虑肺与大肠相表里，此为肺气郁闭，腑气不通所致，以麻黄汤加桔梗、枳壳治之。3 剂，大便通畅，后每遇此便秘情况，屡试不爽。笔者在临床上用本方加白茅根、益母草、玉米须治疗急性肾小球肾炎也取得了较好疗效。

## 调和营卫之总方——桂枝汤

桂枝汤出自汉代名医张仲景《伤寒论》，由桂枝、芍药、甘草、生姜、大枣五味药组成，具有解肌发表、调和营卫的功效，原方治疗外感风寒表虚证，以发热、恶风、汗出、舌淡红、苔白、脉浮缓为辨证要点。方中桂枝辛甘温，辛温以解肌发汗，甘温以扶助卫阳，为君药。白芍为臣，敛固外泄之营阴，与桂枝相配，一散一收，既能外散在表之风寒，又能敛固外泄之营阴，并可使桂枝发汗而不过汗，使祛邪而不伤正，敛阴而不留邪，共奏解肌发汗、调和营卫之效。再以生姜、大枣为佐药，生姜辛温，助桂枝辛散在表之风寒，并能温胃止呕；大枣甘平，能补益脾胃；生姜与大枣相配，既能调和脾胃，又能调和营卫。炙甘草为使药，与桂枝相配辛甘化阳，助阳实卫，有助于抵抗外邪；与芍药相配酸甘化阴，加强敛阴和营之功；与姜、枣相配，和中化生营卫。本方药仅五味，但配伍严谨，散中有收，汗中寓补，所以柯琴（字韵伯）赞桂枝汤"为仲景群方之冠，乃滋阴和阳，调和营卫，解肌发汗之总方也"（《伤寒附翼·太阳方总论》）。

桂枝汤被称为"群方之冠"，是临床运用较为广泛的方剂之一。"外证得之解肌和营卫，内证得之化气调阴阳"。本方的现代临床应用范围早已超越仲景所论，涉及循环、免疫、泌尿、生殖、内分泌、消化、神经等多个系统，涵盖内、外、妇、儿等临床各科疾病。虽然其可运用于外感、内伤诸多疾病，但均需具备营卫不和、气血阴阳失调的基本病机。

### 一、主治证辨识

桂枝汤原为外感风寒表虚证而设。所谓外感风寒表虚证，就是《伤寒论》所说的"太阳中风"，此证是由风寒束表，营卫不和所致。因风寒袭表，导致邪正相争，故出现头痛，发热，恶风，脉浮；风寒袭表，使肺胃气机不和，故出现鼻鸣干呕；营卫不和，卫阳不能外固，营阴不能内守，故汗出，脉浮而缓。对该证进行辨识时应抓住两点：一是虚，病人本身卫气虚，因卫外不固，临床表现为特别怕风，平时的风扇和空调均不能耐受，同时伴有脉浮缓；二是出汗多，多表现为自汗，平时就汗多，发病后出汗更多，一般为冷汗，也就是清代著名医家柯琴所讲的"病汗"。另外，本证的发病部位可以是全身，也可以是局部，如头部、身体一侧等。

## 二、外感表证不惧发热高

恶风、发热是风寒表虚证的主要症状，其发热表现多为低热，但有时会出现高热现象，只要恶风、脉浮缓症在，仍可以用桂枝汤治疗。现代名医岳美中曾治一位 15 岁女性病人，发热半年余，有时体温高达 40℃，多方治疗无效，同时伴口渴不多饮，二便自调，舌淡，苔黄，恶风，脉见浮缓，时有汗出。岳老认为该证表邪未解，仍属太阳中风、营卫失和证，予以桂枝汤 3 剂，如法服用而痊愈。

## 三、汗出异常多由营卫不和所致

《伤寒论》第 53 条云："病常自汗出者，此为荣气和，荣气和者，外不谐，以卫气不共荣气谐和故尔。以荣行脉中，卫行脉外，复发其汗，荣卫和则愈，宜桂枝汤。"营卫不和所致的汗出异常，既可表现为全身汗出，也可表现为局部汗出异常，病人可无外感症状表现。笔者治疗一位 35 岁的女性病人，头颈以上频繁汗出 3 年，胸部及以下无明显不适，舌脉均无明显异常。曾在当地医院就诊，诊为"自主神经功能紊乱"，服用中西药，效果不显，以前服用中药多以收敛固涩药为主。就诊时，发现病人精神紧张，睡眠较差，辨证为营卫不和，阳不入阴，拟桂枝汤加减：桂枝 15g，白芍 15g，生姜 9g，大枣 12 枚，炙甘草 6g，五味子 10g，酸枣仁 30g。服用 3 周，症状痊愈。

现代名医刘渡舟医案中也有类似的用方经验，他曾治一位 39 岁男性病人，临床表现为左半身经常出汗，而右半身则无汗，界限分明，余无不适。脉缓而略浮，舌苔薄白，予以桂枝汤 3 剂：桂枝 9g，白芍 9g，生姜 9g，大枣 12 枚，炙甘草 6g。服药后啜热粥，得微汗而愈。

在以上两则医案中，汗出异常的病机均为营卫不和，故均用桂枝汤调和营卫。在使用该方时要注意药物剂量，特别是桂枝和白芍的比例，要达到 1∶1，如此方能取得最佳效果。

## 四、卫虚风起水泛引水肿

卫气虚弱，风邪外袭，营卫失调，肺气失宣，以致津液不行，水湿停留，阻于肌表，可产生肌肤水肿，中医称之为风水。急性肾小球肾炎发病初期出现水肿，多与此有关，其临床表现为头面及四肢水肿，来势迅速，多兼见恶风、恶寒、发热、小便不利、脉浮等症。辨证用方，给予桂枝汤加减治疗会取得疗效。

笔者曾治一例 72 岁男性病人。自诉感冒后 3 天出现面目水肿，在当地医院求治，尿常规检查：蛋白（++），白细胞（++），红细胞（+++），管型（+），诊为急性肾小球肾炎，给予相应的对症治疗后，1 周后病情未见明显好转，故转求中医治疗。就诊见头面及四肢水肿，面色苍白，精神疲倦，恶风怕冷，舌苔薄白，脉浮缓。辨证为风邪外袭，水湿泛于肌肤，拟桂枝汤加减：桂枝 15g，白芍 15g，茯苓 15g，泽泻 12g，杏仁 10g，陈皮 5g，桑白皮 15g，大腹皮 15g，生姜 10g，大枣 3 枚，炙甘草 6g。水煎服。4 剂后，恶风怕冷症状减轻，水肿之势有所减轻，原方加冬瓜皮 12g，白茅根 30g，再服 5 剂而愈。根据自己经验，用桂枝汤治疗急性肾小球肾炎时，如病人恶风寒较重，宜重用桂枝、生姜，酌加紫苏叶、防风；如见喘咳气促，可加炙麻黄、杏仁；若起病突然，面目肿甚，则加荆芥、防风、蝉蜕、薄荷；迁延日久，症见腹胀乏力等脾气虚弱者，宜重用桂枝、大枣，酌加黄芪、白术、茯苓等；如见神倦肢冷，小便短少，脉象沉迟者，乃脾肾阳虚不能化水，酌加白术、附子、茯苓。

## 五、营虚卫弱致痛经

痛经是妇科常见疾病，营卫不和也可导致痛经。中医理论认为"不通则痛，失荣则痛"，痛经或是由于病人冲任血虚，胞宫失于濡养，不荣则痛或是瘀凝胞宫，不通则痛。若病人营卫不和，营血虚损，经行量少，则为不荣而痛，痛经初起较重，后多为隐痛，喜温喜按，血色淡，神疲乏力；卫气弱，卫外不固则有恶风、恶寒。这类痛经可用桂枝汤治疗。

笔者曾治一例 35 岁女性病人，自诉每次月经来潮，提前 3~5 日开始出现下腹疼痛，在行经第一天疼痛最剧烈，到行经第二天，疼痛逐渐缓解，且量少色淡，一般持续一周，月经才干净。平时特别怕风、怕冷，自己在家时，家人不能用空调，舌淡有瘀点，苔薄白，脉涩缓。结婚 3 年，未采用任何避孕措施，尚未生育。此属营血虚损、冲任失养、卫气虚弱、卫外不固，拟桂枝汤调和营卫。药用：桂枝 15g，当归 12g，白芍 15g，细辛 6g，阿胶 9g（烊化），炙甘草 6g，生姜 10g，大枣 10 枚。月经来潮前后各服一周，连服 3 个月经周期，症状消失。

笔者自己的临床体会：桂枝汤用于治疗痛经时可根据症状变化适当加减，疼痛较重倍用白芍，加饴糖以温中补虚、缓急止痛；因于血瘀者，症见经行

名中医教你开药方 1

不畅，色暗有块，疼痛拒按，可用桂枝汤加红花、桃仁以化瘀止痛；因于寒滞者，症见经前腹痛，较重者经量少、色暗，四肢不温，脉见沉紧，宜桂枝汤加当归、细辛、吴茱萸以温经散寒。

# 行云布雨之方——小青龙汤

小青龙汤出自汉代名医张仲景的《伤寒论》，由麻黄、芍药、细辛、干姜、甘草、桂枝、半夏、五味子组成，具有解表散寒、温肺化饮的功效，主治外寒内饮证，以恶寒发热、无汗、喘咳、痰多而稀、舌苔白滑、脉浮为辨证要点。方中麻黄、桂枝为君药，麻黄发汗以散表寒，两者相配，既可加强解表之功，又可促进水饮的消除。干姜、细辛为臣药，干姜辛热，温肺化饮，又温脾阳以助化湿除饮；细辛辛温，内可温肺化饮，外可助麻、桂解表散寒。五味子酸敛肺气，与干姜、细辛相配，一散一收，使散寒而不伤肺气，敛肺气而不留邪，相辅相成，共成化饮止咳平喘之效。芍药养阴和营，与桂枝相伍，可以调和营卫，与五味子相配，可以防麻、桂发散太过而耗伤阴液。半夏燥湿化痰、和胃降逆，与干姜、细辛相配，善于温化水饮痰浊。三药共为佐药。炙甘草和中且调和诸药，为使药。本方现代临床常用于支气管炎、支气管哮喘、肺源性心脏病（肺心病）、阻塞性肺气肿、百日咳、过敏性鼻炎等证属外寒内饮者。

青龙是古代传说中东方的木神，负责行云布雨，无论是惊涛骇浪还是雾锁云天，青龙出现则可龙入江海，翻波逐浪，飞龙在天，云消雾散。服用小青龙汤，就好比是给他体内放一条龙进去，龙兴则云升，云升则雨降，外感风寒，内停水饮，均能及时解除。

## 一、主治证辨识

小青龙汤原为外感风寒，内有水饮证而设。外感风寒，毛窍闭塞，故恶寒，发热，无汗，脉浮紧；病人素有水饮内停于肺，遇外感风寒，以致外寒引动内饮，水寒射肺，肺失宣降，故咳嗽气喘，痰多清稀，甚则不得平卧，卧则气喘加剧；水饮溢于肌肤，则身体疼重，或头面四肢浮肿。小青龙汤主治证实际包括两组症状：一是与肺宣发功能失调相关的外感表证，为风寒表证，以寒、闭为特征；二是与肺肃降功能失调，肺气上逆有关的肺脏本身的症状，以咳嗽、气喘、痰多色白为特征。在辨识这两组症状时要注意以下两个方面。一是病人肺内水饮是寒饮，所以临床表现为咳嗽、痰多色白清稀，同时，病人肺内水饮属宿饮，外感风寒引动内饮发作，是诱因，水饮产生的根本原因是病人本身阳气虚弱。二是病人如果只有水饮停肺的表现，无外感表证，可不可用该方，回答是肯定的，因为在该方中作为君药的麻黄、桂枝除具有发散风寒作用外，麻黄还有宣肺止咳平喘作用，桂枝也可温阳化饮，在无表证时仍然可以发挥作用。

### 二、寒饮之根为阳虚，须注意补阳

小青龙汤主治病证中肺内饮属于宿饮，多是病人素体阳气亏虚所致，方中麻黄、桂枝、细辛均为发散之药，易耗伤阳气，所以方中配伍五味子以收敛，如果阳气虚损较重，还要配伍温补阳气之药。笔者曾治一例 67 岁男性病人，患慢性支气管炎已有 5 年，咳喘痰多，活动后尤甚，特别怕冷。就诊时正值夏天，但病人仍恶寒，穿着厚棉衣，病人自诉近日来，咳喘日益严重，不能用力，稍走几步就咳喘，吐痰，咳痰清稀，上气不接下气，脊背后面都有巴掌大一块地方是冰冷的，夜间睡眠不能平躺，舌质淡，苔白滑，脉沉缓。当时诊为寒饮停肺，肺失宣降证，拟小青龙汤加减：炙麻黄 10g，芍药 10g，细辛 6g，干姜 10g，甘草 6g，桂枝 10g，五味子 5g，熟附子 10g（先煎），茯苓 10g。水煎服。服药 1 周后症状减轻，但仍觉少气无力，后在原方中加党参 30g，连续服 4 周后症状基本消失，可正常活动。在本医案中病人阳虚较甚，恶寒重，脊背后冰冷均是其表现，所以方中加了熟附子。附子与干姜相配，实为四逆汤，可温阳散寒；配伍茯苓是因为茯苓能利水渗湿健脾，可杜绝生痰之源。因病人无外感症状，所以将麻黄改为炙麻黄，加强止咳平喘之力，而减其发散之性。

前面讲到，小青龙汤为外寒内饮证所设，若无外感，只有寒饮在内，仍可使用，只需将麻黄改为炙麻黄。这个经验来自我读博士时的导师，广州中医药大学教授、国内著名伤寒论专家熊曼琪老师。熊老师善于运用经方治疗各类疑难病证，在运用小青龙汤治肺系疾病时即有上面的用方经验。下面是她用小青龙汤时的一则医案。

病人陈某，是一位 59 岁的女性，美籍华人。咳喘痰多反复发作 4 月余，伴胸痛 1 周入住广州中医药大学第一附属医院。病人曾在美国多家医院求治，用多种抗生素无效。咳喘渐甚，痰多质稀，近 1 周伴右侧胸胁疼痛，咳嗽气促，病情加重，而回国就诊。就诊时症见神疲乏力，咳嗽痰多，质稀色白，卧则气短，右胸胁疼痛，咳唾转侧左侧亦有引痛，口渴喜热饮，舌淡偏暗，苔白略滑，脉细滑。胸片示陈旧性肺结核伴胸腔积液。熊老师诊断为悬饮，拟小青龙汤加减：炙麻黄、五味子、桂枝各 10g，细辛 3g，干姜、炙甘草各 6g，法半夏、杏仁各 12g，白芍、桃仁、云茯苓、丝瓜络各 15g。水煎服，每日 1 剂。服 3 剂后，咳嗽、胸痛等症状明显减轻，咳痰少，可平卧。以此方加减进服 20 余剂，呼吸平顺，卧起、行走自如，咳嗽、胸痛等症均愈。后以理中丸调理而愈。在本例医案中，病人外感风寒症状不显，寒饮停肺症状较甚，故用小青龙汤治疗，且将其中的麻黄改为炙麻黄。因病人右侧胸胁疼痛，舌质偏暗，表明右侧胸胁经络不通，加桃仁、丝瓜络通经活络，使之通则不痛。后用理中丸调理，是因理中丸为温补脾胃之方，有培土生金之意，可通过脾胃来补肺气。

### 三、寒饮外溢之自汗

自汗证多为卫气虚所致，治疗一般要收敛止汗。但也有例外，肺外合皮毛，肺内水饮内停，如果外溢肌肤，也可能出现自汗证，这时需要温散水饮才有效。笔者曾治一位 45 岁女性病人，自诉汗出过多 2 年，不分寒暑，动则汗出，汗出即湿衣，特别是在活动及进餐时尤甚，在当地医院就诊，诊断为"自主神经功能失调"，经使用营养神经药物及对症治疗效果不显，后又求治于当地中医，医生用的是益气固表、收敛固涩类药物，治疗效果不显。病人就诊时，自诉汗出清冷如珠，自觉背部畏寒，似有一桶冷水浇着，伴头晕乏力、心悸气短、舌淡苔白滑、脉沉细。辨证为寒饮阻肺，宣发失常，汗孔开阖失司，寒饮外溢，治以宣肺化饮、调和营卫。拟方小青龙汤加减：炙麻黄 10g，细辛 3g，五味子 10g，桂枝 6g，干姜 10g，半夏 10g，浮小麦 20g，白芍 10g，羌活 10g，生姜皮 10g。水煎服，每日 1 剂。病人服药 1 周后自觉背部寒冷感减轻，自汗减少，精神转佳。续服 7 剂，诸症若失，后以玉屏风颗粒益气固表而善后。本证乃寒邪外感于肌表，饮邪内停于肺，肺失宣发，汗孔开阖失常所为。小青龙汤可温肺化饮、温阳散寒、调和营卫治其本，加浮小麦收敛止汗治其标，羌活疏风散寒祛湿，助诸药解表散寒之力。诸药合用，外散风寒、内化水饮、营卫和调，故自汗止。

### 四、寒饮外溢之水肿

肺外合皮毛，外感风寒，引动内饮，导致肺中水饮外溢肌肤，可出现水肿。急性肾小球肾炎病人体质多虚，容易感冒，感冒又会反过来加重病情，其临床表现多伴有水肿等症，发病机制与小青龙汤主治证有相似之处。小青龙汤外散风寒，内化水饮，具有较好的散饮消肿作用，对急性肾小球肾炎早期出现的水肿有较好的治疗作用。笔者曾治一例 35 岁男性病人，自诉感冒 3 天后，开始出现面部水肿，双眼特别明显，睁眼困难，后来双下肢也有水肿。就诊时，症见恶寒发热，无汗，面目及双下肢水肿，头身重痛，口微渴，口中多吐涎，尿少，舌体胖，质淡，苔薄白水滑，脉浮紧。尿检：蛋白（+++）。诊为急性肾小球肾炎，拟小青龙汤加减：麻黄 10g，桂枝 10g，白芍 10g，五味子 6g，细辛 6g，生姜皮 10g，法半夏 10g，茯苓 12g，猪苓 10g，泽泻 15g，益母草 30g，紫苏叶 10g，蝉蜕 6g。水煎服，每日 1 剂。服药 1 周后，自觉全身微微汗出，尿量大增，恶寒发热已除，脉转和缓。继上方减麻黄、紫苏叶量为 5g，加白术 12g，黄芪 30g，玉米须 20g，白茅根 20g，再进 21 剂，诸症消失。症状稳定后改服肾气丸巩固治疗。

### 五、寒饮外溢之过敏性鼻炎

鼻为肺之通道，寒饮在肺，外寒引动内饮，水饮外溢鼻道可出现鼻塞、流涕等症，过敏性鼻炎病人受寒会出现鼻塞、流大量清涕，与小青龙汤主治证有相似之处。运用小青龙汤治疗过敏性鼻炎有较好的疗效。笔者曾治一例 23 岁女性病人。病人于两年前开始发病，天气稍有变冷或自身不注意而受寒时，随即会出现喷嚏、流清涕，在当地医院诊断为过敏性鼻炎，服用抗过敏药物治疗，仅能暂时控制症状，效果不显。近 2 周来，因受寒病情发作，出现阵发性鼻痒、喷嚏、流大量清水涕、鼻塞、咽干，时有咽痒、咳嗽，晚上气喘、痰鸣，伴有颈项僵痛，饮食尚可，大便正常，舌质淡暗，舌苔薄白，脉细浮滑。证属寒饮停肺，外溢鼻道，治以散寒化饮。拟小青龙汤加减：麻黄 10g，桂枝 9g，干姜 5g，细辛 3g，五味子 5g，葛根 15g，生白芍 10g，法半夏 10g，炙甘草 6g，辛夷花 6g，白僵蚕 10g。7 剂后鼻痒、喷嚏、流清涕减轻，晚上痰喘渐平，周身舒服许多，但鼻塞仍明显，原方加重细辛用量至 6g，加蝉蜕 10g，继服 7 剂，鼻塞减轻，后又服 7 剂，诸症已愈。后服理中丸调理。

## 风寒湿热并治之方——九味羌活汤

九味羌活汤出自元代名医王好古《此事难知》，由羌活、防风、苍术、细辛、川芎、白芷、生地黄、黄芩、甘草组成，具有发汗祛湿、兼清里热之功效，主治外感风寒湿邪，兼有里热证，以恶寒发热、头痛无汗、肢体酸痛、口苦微渴、脉浮为辨证要点。方中用辛苦温的羌活为君，其气芳香，上行发散，长于散风寒湿邪而止痹痛，是治疗风寒湿邪在表之要药。防风辛甘温，为风药中之润剂，能祛风除湿、散寒止痛；苍术辛苦温燥，发汗除湿。两药相配，协助君药散寒除湿止痛，共为臣药。细辛、白芷、川芎散寒祛风，宣痹止痛以治头身疼痛；生地黄、黄芩清泻里热，生地黄并能养阴生津，又可防上述诸药之辛燥伤津。以上五味共为佐药。甘草调和诸药为使。以上诸药，一走表，一走里，互不相制，共成发汗祛湿，兼清里热之剂。本方现代常用于感冒、流行性感冒、急性心肌炎、风湿性关节炎、类风湿关节炎、偏头痛、坐骨神经痛、急性荨麻疹等。

## 一、主治证辨识

九味羌活汤原为外感风寒湿邪，内有蕴热证而设。风寒束表，卫阳被遏，故恶寒，发热，无汗，头痛，脉浮；湿邪内阻经络，气血运行不畅，故肢体酸楚疼痛；兼有里热，故口苦，微渴，苔微黄。岭南地区天气潮湿，夏天气候炎热，一方水土养一方人，当地人素体偏热，有喝凉茶的习俗。但在冬季，外感风寒与湿邪相兼，加之内有湿热，故当地人外感风寒湿邪，内有蕴热证多发。九味羌活汤外散风寒湿，内清里热，正合外感风寒湿邪，内有蕴热之证，所以本方有"岭南名方"之称。

在对九味羌活汤主治证辨识时，要注意以下几点。一是注意该方所治的外感风寒湿邪证与外感风寒表实证症状的区别。九味羌活汤的主治证除风寒外，还有湿邪。寒性收引凝滞，营阴郁滞不通，不通则痛，可以出现头项强痛。但所不同的是，现在这个风寒是夹湿的，那就和外感风寒的麻黄汤证有所不同，九味羌活汤证的疼痛，带有酸楚或沉重的特点。不论是头身沉重，还是四肢酸楚疼痛，都是夹湿的特点。二是主证伴有内热。内有蕴热，反映在症状上为口苦微渴。口苦、口渴都是内热早期的一些标志。苔由白转微黄则动态地反映了内热的变化。单纯表证一般不影响整体气化，舌质舌苔不变，多为淡红舌，薄白苔。如果说内热开始产生，那么这个苔随着就要发黄，苔黄越重，内热越重。所以舌苔变化动态地反映了内热的程度。

## 二、湿热内蕴，外感风寒湿诱发风湿病

王好古在《此事难知》中指出九味羌活汤"不独解利伤寒，治杂病有神""增损用之，其效如神""中风并三气合而成痹等证，各随十二经上、下、

内、外、寒、热、温、凉、四时、六气，加减补泻用之"。李东垣在《兰室秘藏·腰痛门》曾有运用该方治腰痛的医案："丁未冬，曹通甫自河南来。有役人小翟，露宿寒湿之地，腰痛不能转侧，两胁搐急作痛，已经月余不愈矣。《腰痛论》中说：皆为足太阳、足少阴血络中有凝血作痛，间有一二证属少阳胆经外络脉病，皆去血络之凝乃愈。其《内经》有云：冬三月，禁不得用针，只宜服药，通其经络，破其血络中败血，以此药主之。酒汉防己、防风（以上各三分），炒神曲、独活（以上各五分），川芎、柴胡、肉桂、当归梢、炙甘草、苍术（以上各一钱），羌活（一钱五分），桃仁（五个，去皮尖，研如泥）。右（上）㕮咀，都作一服，好酒三大盏，煎至一大盏，去渣，稍热，食远服。"本案所述的腰痛起于"露宿寒湿之地"，为风寒湿邪外侵，所以症见腰痛不能转侧，病程"已经月余"，病久必瘀，即有血瘀凝滞经络。治疗以九味羌活汤加减祛风除湿，散寒通经，活血通络。黑龙江国医大师张琪临证治疗腰痛每用川芎肉桂汤（九味羌活汤变方），并在《张琪临证经验辑要》中写道："此方为治风寒湿夹瘀血之腰痛为宜，笔者用之屡获良效。"

岭南地区风湿、类风湿疾病发病率较高，与当地气候风寒湿较重有关。风寒湿侵犯肌肤、筋骨、关节，导致关节肿痛，屈伸不利，中医称为痹证，与现代医学风湿、类风湿病相似。笔者曾治一例48岁男性风湿性关节炎病人，病人长期嗜酒，常伴有口干、口苦症状。病人一个月前外出遇大雨，全身长时间在雨水中浸渍，当晚即寒战、高热、全身疼痛，经当地医院救治，逐渐康复。但从此以后，双手指经常红肿灼热、疼痛麻木。发病时服用解热镇痛药，能够暂时缓解，但不定时反复发作，且每遇寒冷天气症状加重。在当地医院诊为风湿性关节炎，注射长效青霉素治疗一年。但双手指关节还是经常酸痛、麻木。就诊时病人对称性腕、指关节酸痛，指尖麻木晨僵，双手指关节变粗、畸形，双手不能握拢，头痛项强，肢体酸楚疼痛，特别怕寒、畏风、怕水，在家中不沾冷水，伴口苦口渴，舌苔黄白相兼，微腻，脉浮紧。从以上症状来看，病人长期嗜酒，内热蕴积，又遇雨水长时间浸渍，风、寒、湿三气杂至，闭阻经络，气血运行不畅，引起肢体、肌肉、关节的疼痛、肿胀、重着、麻木、活动不利等症状，故治宜疏风散寒、祛湿除痹止痛，兼清里热。方用九味羌活汤加味：羌活 30g，防风 15g，细辛 6g，白芷 12g，川芎 6g，苍术 10g，黄芩 9g，生地黄 15g，当归 6g，白芍 6g，秦艽 15g，威灵仙 15g，淫羊藿 10g，甘草 6g。水煎服。服药 7 剂后，身微热，汗将出，痛稍减，肿稍退，晨僵也有缓解。效不更方，继续用药 2 周，服药后身热汗出，疼痛、晨

名中医教你开药方 1

僵进一步好转，前后服药 30 剂，症状痊愈。在本医案中，羌活为君药，祛风散寒除湿，通痹止痛，剂量宜大，此药成人可用至 15~30g。

### 三、风湿热郁于肌腠导致荨麻疹

中医理论认为痒从风来，风湿热郁于肌腠可致皮肤瘙痒、皮疹，其症状表现与荨麻疹相似。荨麻疹俗称风疹块，是由于皮肤、黏膜小血管扩张及渗透性增强而出现的一种局限性水肿反应，临床表现为皮肤瘙痒，病程迁延数日至数月。九味羌活汤可外散风寒湿，内清蕴热，对荨麻疹属外感风寒湿邪，内有蕴热者有较好疗效。一般急性发病者，热邪较重，可在原方基础上加连翘、荆芥、败酱草加强透热解毒之力；慢性发病者湿邪偏重，可加茯苓、泽泻、木通增强祛湿之力。笔者曾治一例 32 岁男性荨麻疹病人，其平时嗜好烟酒，荨麻疹反复发作近 2 年，每因天气寒冷潮湿或饮食不当时发作。病人三天前来南方出差，路上受寒，加上受当地朋友招待，喝多了酒，即时遍身疹出色红，瘙痒难受，口干、口苦、肢体酸痛，舌淡，苔白黄相兼，脉浮数。在本医院急诊予以抗过敏治疗后，症状改善不明显，第二天上午遂求治于中医，诊为外感风寒湿兼有里热证，拟九味羌活汤加减治疗：羌活 15g，防风 15g，细辛 3g，白芷 10g，川芎 9g，苍术 10g，黄芩 9g，生地黄 15g，连翘 15g，荆芥 10g，败酱草 20g，生甘草 6g，土茯苓 30g，地肤子 15g。3 剂后症状减轻，继服 3 剂，诸症痊愈。

### 四、风寒湿郁于肝经之带状疱疹

肝之经络布两胁，如果风、寒、湿郁于肝经可导致两胁疼痛。带状疱疹病人会出现两胁肝经循行部位疼痛。带状疱疹是由带状疱疹病毒引起的急性感染性皮肤病，好发于头面、腰胁及大腿内侧等处，病变皮肤出现簇集成群水疱，呈带状分布多，病人可伴有恶寒、发热、纳差等全身症状，局部皮肤则出现疼痛，触之有明显的痛感。如属风寒湿侵袭所致，用九味羌活汤治疗有较好疗效。笔者曾治一例 49 岁女性病人，右面部疱疹 2 天。病人 2 天前因感冒，右面部及耳前、鼻旁出现大片成簇样水疱，疼痛难忍，有烧灼感，伴有恶寒发热，心烦口苦，纳差，便溏，舌红，苔薄黄，脉滑数。诊为外感风寒湿，兼有里热证，拟九味羌活汤加白蒺藜、桔梗、土茯苓、龙胆草疏外清内。连服 5 剂，水疱干结，继服 7 剂，诸症消除。主要是头面疼痛者，加白蒺藜、桔梗；在腰部者，加川楝子、延胡索、香附；在下肢者，加怀牛膝、土茯苓。

## 五、湿热下注之痛风

湿热下注，侵袭下部肌肉、筋骨、关节，可导致下肢筋骨关节的红肿热痛。痛风临床表现为局部关节红肿热痛，以足踝关节和足趾关节多见。该病是由嘌呤代谢紊乱和（或）尿酸排泄减少所致的高尿酸血症引起的急性特征性关节炎和慢性痛风疾病，其病机有湿热内蕴、寒凝、痰瘀闭阻等，其中湿热内蕴所致者较为普遍。痛风可由饮食不节或外感风寒湿诱发。如属后者，用九味羌活汤治疗有较好疗效。笔者曾治一例27岁男性病人，患痛风2年，两天前外出遇寒冷刺激，即发右足趾关节肿痛，行走不便，局部红肿热痛，触之痛剧，舌质红，苔黄微腻，脉沉滑。在当地医院作血尿酸检查，达586μmol/L，诊断为痛风急性发作，予以秋水仙碱治疗。因病人对该药不能耐受，遂求治于中医，拟九味羌活汤加减：羌活15g，防风15g，细辛3g，白芷10g，川芎9g，苍术10g，黄芩9g，生甘草6g，土茯苓30g，忍冬藤20g，虎杖15g，丹参20g，紫花地丁20g，土茯苓30g，山慈菇15g。水煎服，每日1剂。5剂后，病情缓解，关节痛减，局部肿消，皮肤微红，原方稍减剂量，继服7剂，症状痊愈。在治痛风急性发作时，也可加一些辨病治疗的药物如忍冬藤、虎杖、丹参、紫花地丁、丝瓜络、山慈菇等。现代药理研究表明，这些药对降低尿酸、控制炎症有较好疗效。

## 六、风寒湿上犯之偏头痛

头为诸阳之会，头部分布有阳明经、太阳经、少阳经、厥阴经，风、寒、湿外袭，容易侵犯阳经，出现偏头痛症状，阳明经受邪多为前额痛、太阳经受邪多为颈项及后脑痛、厥阴经多为头顶痛。偏头痛多为一侧或两侧颞部反复发作的搏动性头痛，与头部经络受邪所致的头痛相似。采用九味羌活汤治疗偏头有较好疗效。笔者曾治一例50岁女性病人。病人自诉左侧、前额阵发性疼痛10余年，每遇天气变凉或月经后几天即有左前额部胀痛不适，不服止痛药则持续数日不减，部位固定不移，痛连项背，恶风畏寒，常喜毛巾裹头，每次服用去痛片则疼痛缓解，曾在当地医院检查示脑血管痉挛，口服消炎镇痛药、银杏叶片，效果不佳。今晨天气突变降温，头痛又作，痛连项背，恶风畏寒，无汗，毛巾裹头，鼻塞流涕，舌苔淡，苔白，脉浮紧。此乃外感风寒湿上犯清窍之偏头痛，故以九味羌活汤加减：羌活20g，防风15g，细辛6g，白芷10g，川芎9g，苍术9g，黄芩6g，生地黄10g，柴胡6g，半夏6g，甘草 6g。水煎服，每日 1 剂。服 7 剂后身微热，疼痛减，继服 7 剂而痊愈，随访 1 年余未见复发。

辛凉平剂——银翘散

银翘散出自《温病条辨》，由连翘、金银花、苦桔梗、薄荷、竹叶、生甘草、荆芥穗、淡豆豉、牛蒡子、鲜苇根组成，具有辛凉透表、清热解毒的功效，主治温病初起，邪郁肺卫证，以发热、微恶风寒、咽痛、舌红、脉浮数为辨证要点。方中金银花、连翘既能清热解毒，又因其质轻而气味芳香，兼有透解卫分表邪的作用，故重用为君。薄荷、荆芥穗、淡豆豉辛散表邪，透邪外出，为臣药。其中荆芥穗、淡豆豉虽属辛温，但是正因为其辛温，与性寒之银、翘相伍，温性被制，共奏辛凉透表之效。牛蒡子、桔梗清利咽喉，化痰止咳；竹叶、芦根清热生津。四药共为佐药。甘草生用，意在清热解毒，配桔梗以清利咽喉，并调和诸药，为佐使药。本方现代常用于流行性感冒、上呼吸道感染、大叶性肺炎、麻疹初起、流行性乙型脑炎、流行性脑脊髓膜炎等属外感风热表证者。

### 一、主治证辨识

银翘散原为治疗温病初起而设。温病初起，邪在卫分，邪正相争，故出现发热，微恶风寒，无汗或有汗不畅，头痛等症；风热邪毒壅于咽喉，故咽喉肿痛；温邪易伤津液，故口渴，舌尖红；温邪上受，首先犯肺，导致肺失清肃，故出现咳嗽；苔微黄，脉浮数是风热在卫表的征象。在对该主治证辨识时，要注意两点：一是该证热毒较重，临床表现为发热或咽喉疼痛、口渴症状较重，有时咽喉疼能先于恶寒发热症状出现；二是肺系本身症状不重，一般咳嗽较轻。

### 二、用方配伍要点

临床运用该方时，首先要注意该方配伍的三个特点。一是在辛凉甘寒之中配伍了两味辛温药。一味是辛温质润的荆芥穗，该药透散表邪之力特别强，是宣透在表风热病邪的关键药。另一味是辛苦微温的淡豆豉，该药因炮制方法不同而性味有异：淡豆豉，与桑叶、青蒿等同制，药性偏于寒凉；与麻黄、紫苏等同制，药性偏于辛温。本方所用淡豆豉是用麻黄、紫苏叶等作为辅料加工而成，目的在于加强透散表邪之力。这种配伍方法被称为"制性存用"，即在大队寒凉药中配伍少量辛温药，虽辛温药温性被制约，但发散透表之力保存。银翘散能否疏风透热于外取效的关键即在于这两味药的运用，不少医生因担心这两味药的温性而不敢使用，这是用银翘散而不能取效的重要原因。二是银翘散中的薄荷、牛蒡子两药也可"透风于热外"，它们与辛温散风的荆芥穗、淡豆豉配合，则疏风透邪的作用会大大增强。三是本方在辛凉疏透宣散的同时，配用了利尿导热的竹叶。在疏解透汗剂中少佐利尿之品，如竹叶、通草等，是治疗邪郁肺卫表证的要诀。同理，在论治伤寒太阳表证时，发汗与利尿同样是治疗太阳病的两大法门。对此，陈念祖在《伤寒医诀串解·太阳篇》以"发汗利水为治太阳两大门"。

### 三、风热火郁于上焦之咽痛、上部感染

银翘散透热解毒之力强，除疏风透热治疗风热表证以外，也可以治疗火郁上焦所致的咽喉红肿热痛、失声、目赤肿痛、牙龈肿痛、红肿等，这些上焦火热证，虽然无风，但也可使用银翘散，因方中风药可以帮助解火郁，即所谓"火郁发之"。因此，银翘散透风于热外，其中的"热"不是单纯指风热在表，是广指温热火郁。这也是银翘散可广泛应用于杂病的机制之一。

笔者曾治一例36岁急性咽炎的女性病人，病人无感冒症状，因烦劳过甚，自觉全身燥热，继后出现声音嘶哑，伴有咽喉灼热疼痛，干燥不适，口唇干裂起皮，小便黄，大便正常，舌红赤，苔薄黄，脉细滑略数。辨为热毒灼伤咽喉，立疏风散热于外的治法。用银翘散加减：荆芥 10g，薄荷 10g，牛蒡子10g，桔梗 10g，生甘草 6g，金银花 15g，连翘 15g，竹叶 10g，芦根 20g，僵蚕 10g，玄参 15g，生栀子 10g，淡豆豉 10g。水煎服，每日 1 剂。服 3 剂后，咽痛、声音嘶哑减轻，继续服用 4 剂，病证痊愈。在本医案中，金银花、连翘为君药，辛凉解表，清热解毒，用量宜大，成人剂量一般为 15~30g。

四川当代名医王文雄也有类似的用方经验。王氏曾治 11 岁男性病人，自诉三天前突然恶寒发热，两天后右上臂阵发性针刺样疼痛。西医诊断为右上臂脓肿，败血症。予抗感染治疗，并将右上臂脓肿切开引流。但病人仍高热，邀王医会诊，当时体温 39℃，形寒发热，口略渴，汗出，舌质红润，微有黄苔，脉滑数。立辛凉透解、清热解毒之法，予以银翘散加减：淡豆豉 10g，焦栀子 10g，荆芥 10g，紫花地丁 15g，金银花 30g，连翘 15g，芦根 30g，枯黄芩 10g，竹叶 10g，蒲公英 30g，乳香、没药各 6g，薏苡仁 15g，赤芍 10g。

服上方药后体温降至正常，伤口愈合。后去栀子、豆豉、荆芥、乳香、没药之属，加生地黄、牡丹皮、知母等续服，半个月后病愈出院。

### 四、风热郁于鼻腔之过敏性鼻炎

肺开窍于鼻，银翘散疏风透热于外，主要从皮肤和鼻腔透邪外出，因此，对鼻中燥热所致的过敏性鼻炎有较好疗效。笔者曾治一例15岁女性病人，其为广州人，每年百花开放、杨絮飞扬开始，就出现鼻痒鼻塞，流涕喷嚏，鼻内干痛，晚上睡觉需张口呼吸，伴有口干、唇燥等，舌尖红赤，苔黄白相兼而薄，脉浮滑而数。辨为风热郁于鼻腔，拟银翘散加减：荆芥穗10g，薄荷10g，牛蒡子10g，金银花20g，连翘20g，芦根15g，竹叶10g，蝉蜕10g，生石膏15g，辛夷6g，白芷6g，苍耳子6g，淡豆豉6g。水煎服，每日1剂。服药7剂后鼻窍通畅，后再服1周而痊愈。

银翘散疏风透热于外，可使风热从肌肤而出，故也可用于风疹热毒郁于肌肤不能透达所致的小儿风疹。当代名医董建华有用该方治疗小儿风疹的医案记载。董氏曾治一例3岁男性风疹病儿，病儿就诊前一晚开始发热，体温38.6℃，伴咳嗽、喷嚏、流涕，大便干，小便黄，同时全身皮肤遍起红疹，舌边尖红，苔薄白而干，脉象浮数。董氏辨证为风热疹毒犯肺，肺气不宣，郁于肌肤，以辛凉解表、宣肺透疹立法。拟银翘散加减：金银花10g，连翘10g，薄荷5g，淡豆豉6g，牛蒡子10g，桔梗5g，竹叶6g，芦根15g，浮萍6g。水煎服，每日1剂。服上药2剂后，热退疹消而愈。

## 辛凉轻剂——桑菊饮

桑菊饮出自《温病条辨》，由桑叶、菊花、杏仁、连翘、薄荷、桔梗、甘草、芦根组成，具有疏风清热、宣肺止咳之功效，主治风热犯肺证，以咳嗽、发热不甚、微渴、脉浮数为辨证要点。方中重用桑叶为君，桑叶疏散风热，清肺止咳，尤其是清肺络风热之邪。菊花辛甘凉，清散风热，助桑叶以清散肺中风热之邪；桔梗开宣肺气，化痰止咳；杏仁降利肺气而止咳，与桔梗相配，一宣一降，以调整肺的宣降功能。三药合用，共为臣药。薄荷辛凉透表，疏散风热；连翘清热透邪而除上焦邪热；芦根清热生津。三药合用，共为佐药。生甘草为使，调和诸药，与桔梗相合而清利咽喉。本方现代常用于麻疹、流行性乙型脑炎、流行性脑脊髓膜炎、上呼吸道感染、大叶性肺炎等属风热犯肺或肝经风热者。

## 一、主治证辨识

桑菊饮原为风热初起而设。风热之邪从口鼻而入，伤及肺络，导致肺气不宣，故咳嗽；风热袭表，邪在肺卫，病邪轻浅，故身热不甚；邪热轻微，伤津不甚，故口微渴，舌红，苔薄白，脉浮数。对该证辨识时要注意两个方面：一是桑菊饮被称为辛凉轻剂，其主治证为风热邪袭肺卫，热邪较轻，所以发热不高、咽痛不明显，仅微热，有的病人自觉无发热、咽干，仅有微微恶风、舌尖红，余无明显不适；二是该证的重点为邪郁于肺，致肺气失宣，所以咳嗽明显，甚则有胸闷痛等症。

## 二、辛凉轻剂，重在宣肺止咳

咳嗽是临床最常见的症状，从理论上讲外感咳嗽多有恶寒发热，但临床上不少病人，初起症状就是咳嗽，没有明显恶寒发热表证，如何辨证呢？笔者曾治一例 32 岁女性咳嗽病人，病人已怀孕 7 个月，1 周前开始咳嗽，呈阵发性，伴咽痒，痒则必咳，为干咳，在当地医院就诊，因忧其怀孕，前面医生多用一些止咳糖浆对症治疗，效果不显，病人咳嗽加重。就诊时自诉咳嗽，日夜不停，余无其他明显不适，仅有咽痒、微微恶风，查其体温 37.5℃，咽部轻度充血，舌边尖红，苔微黄，脉浮略数。辨证为邪伤肺络，肺气郁闭，拟方桑菊饮加减：桑叶 12g，菊花 12g，桔梗 10g，连翘 12g，北杏仁 10g，岗梅根 20g，板蓝根 20g，薄荷 4.5g（后下），甘草 3g。水煎服，每日 1 剂、连服 3 日后低热已退，咳嗽减轻，恶风已消除，再服 3 剂，症状痊愈。在案例中，病人自诉咳嗽，如不细问，往往说无其他不适，但细问之下，病人有微微恶风、咽痒等症，已是外感无疑。

现代名医章次公特别强调将舌尖红作为桑菊饮辨证要点之一。在其医案中记载：一女，其舌尖红，流行性感冒之证，古籍以时令定病名，有称为冬温者，得汗不解，法当凉散。薄荷 5g（后下），淡豆豉 9g，桔梗 5g，浮萍草 5g，前胡 6g，杏仁泥 16g，桑叶、桑白皮各 9g，菊花 9g，粉甘草 3g，全瓜蒌 9g，枇杷叶 3 片（去毛，包）。风寒表证，宜乎辛温发散；温热表证，则应以凉散为法。此病人舌尖红，得汗不解，为温热外感所致，治用辛凉轻剂桑菊饮加减，轻宣凉散，颇为中肯。

名中医教你开药方 1

### 三、邪郁肌肤之荨麻疹

桑菊饮被称为辛凉轻剂，其主治证特点为邪轻病浅，但若邪郁肌肤，不能透达于外，出现风疹，病虽轻，症状也会很重，此时用桑菊饮疏风散热透疹，也有较好疗效。笔者曾治一例 21 岁男性荨麻疹病人，自诉四年来，全身经常反复出风疙瘩，近三天来又发作。就诊时，全身皮肤出风疙瘩，躯干四肢散发大小不等、形状不一的粉红色风团样扁平皮疹，周围红晕，触之稍硬，部分皮疹融合成大片，可见搔痕血痂，时起时消，早晚较剧。现无其他不适，饮食尚可，二便调和，舌质红，舌苔薄白，脉弦细稍数。诊为风热郁于肌肤之荨麻疹，治以疏风清热、宣肺止痒，拟以桑菊饮加减：桑叶 15g，菊花 15g，杏仁 10g，桔梗 15g，鲜芦根 10g，大青叶 20g，连翘 15g，生甘草 10g，薄荷叶 10g，蝉蜕 10g，地肤子 15g，土茯苓 30g。水煎服，每日 1 剂。服药 7 剂后，皮疹已全部消退，未见新生，病证痊愈。

## 外散内清之方——麻杏石甘汤

麻杏石甘汤出自《伤寒论》，由麻黄、杏仁、石膏、甘草四味药组成，具有辛凉宣肺、清热平喘之功效，主治肺热喘咳证，以发热、喘咳气急、苔薄黄、脉浮数为辨证要点。方中麻黄既能宣肺平喘，又能辛散透邪，石膏清泻肺热，两药相合，一辛寒，一辛温，既能宣肺邪，又能清肺热，麻黄得石膏，则宣肺平喘而不助热，石膏得麻黄，则清解肺热而不凉遏，现石膏倍用于麻黄，辛寒大于辛温，相制为用，共成辛凉之剂，共为君药。杏仁降肺气，止咳喘，为臣药，与麻黄同用，一宣一降，平喘之力得以增强。炙甘草益气和中，调和诸药，为使药。综观全方，药仅四味，但清宣之法俱备，共奏辛凉宣泄、清肺平喘之功。本方现代常用于上呼吸道感染、气管炎、肺炎、泌尿系感染、口腔溃疡等属肺热者。

### 一、主治证辨识

麻杏石甘汤原方主治表邪入里化热，壅遏于肺证。无论是寒邪还是热邪，治疗不及时，都会导致表邪入里，郁而化热。该证有四大特征：一是发热较重，因热壅于肺，不能透解，多表现为高热持续不解、口渴；二是多伴有肺系症状，因热入于肺，导致肺失宣降，故喘咳气急，甚则鼻煽；三是表邪未尽，还有部分表证，如脉浮紧；四是有汗或无汗，与初感病邪有关。若是初感寒邪，寒凝肌表，则无汗，热入里则发热；若初感热邪，原本就有汗，热邪炽盛，迫津外泄，汗出更盛。

## 二、临证配伍注意事项

麻杏石甘汤在临床使用时，要特别注意药物之间的配伍。第一，麻杏石甘汤清热之力特别强，与麻黄和石膏的配伍有关，两药配伍后不仅能透热于外，也能清热于内，内清外透；第二，此方主治证中有"有汗或无汗"两种情况，针对这两种情况，处方要进行变化，这个变化主要反映在麻黄与石膏的配伍上。原方中麻黄是四两，石膏是半斤（古代半斤为八两），两者配伍比例是1：2，石膏是麻黄用量的两倍。临床在使用该方时，若主治症状有汗，可以用原方用量，若无汗，则麻黄用量可适当增加。这主要与肺中蕴热来源有关，肺热是外邪，是风寒郁而发热，也可以直接受风热、温热引起。因此，既然是外来之邪，还得从外而解，而且邪在肺，肺与皮毛相合，可以通过宣散的方法使邪热透出。而肺经的专药，散肺邪的专药还是麻黄，虽麻杏石甘汤证之邪为热邪，还需用辛温发散之麻黄。第三，配伍杏仁的问题。肺中蕴热，肺气上逆，所以在用麻黄的时候，不能离开杏仁，在麻黄宣散热邪的同时，需杏仁降利肺气，否则会肺气上逆，咳喘难平。肺主宣发肃降，在治疗咳喘时要兼顾这两个方面，既宣肺散邪又有降肺平喘，才能恢复肺的功能。第四，制性存用的问题。麻黄与杏仁是止咳平喘最常见的药对，可是麻黄跟杏仁都是温药，那如何使之能够治疗肺热呢？在这样的情况下，不得不用大于麻黄量的石膏来相配。因为石膏辛、甘、大寒，以清热为主，其寒性可以制约麻黄之温性，同时它除了寒凉之性外，还有辛味，清而能透。石膏清而兼透，在这样的情况之下，与麻黄相配合，不影响散邪。

## 三、退热平喘之良剂

麻杏石甘汤通过麻黄配石膏透热于外，清热于内，清热之力强；通过麻黄配杏仁宣降肺气，止咳平喘之力强。临床上用于上呼吸道感染及肺炎所致的高热、咳喘有较好的治疗作用。

福建名医高长荣曾治一例高热不退病人。病人男性，因肺炎导致高热不退，咳嗽频剧，呼吸喘促，胸脯疼痛，痰中夹有浅褐色血液，间有谵妄如见鬼状，就诊时，体温40℃，脉象洪大。拟给予麻杏石甘汤，但当地医生不大同意，认为痰中带血，难胜麻黄辛散，主张注射青霉素兼进白虎汤。高长荣认为此证注射青霉素未尝不可，但用之少量无效，大量则病家负担不起（时在20世纪50年代中期，青霉素价昂贵）。至于用白虎汤似嫌太早，因白虎汤以清热见长，而平喘止咳之功则不若麻杏石甘汤。此证高热喘促，是热邪迫肺；痰中夹血，血色带褐，胸脯疼痛，均系内热旺盛、肺气闭塞之故。正宜麻黄、杏仁宣肺气、疏肺邪，石膏清里热，甘草和中缓急。经过商讨，遂决定用本方：石膏72g，麻黄9g，杏仁9g，甘草6g。水煎，分3次服，每隔一小时服一次。服1剂后，症状减十之七八。后分别用蒌贝温胆汤、生脉散合泻白散2剂，恢复健康。

但在临床上，热壅于肺，有时病人可能仅以高热为主或仅以咳喘为主，如果辨证准确，一样可以用麻杏石甘汤。

现代名医刘渡舟在其医案中也有类似经验。刘氏曾治一例18岁男性病人，病人咳喘较重，已有五六日之久，询其病因为与同学游北海公园失足落水，经救上岸，一身衣服尽湿，乃晒衣挂于树上，时值深秋，金风送冷，因而感寒。请医诊治，曾用发汗之药，外感虽解，而变为喘息，撷肚耸肩，病情为剧。其父请中医高手开生石膏、杏仁、鲜枇杷叶、甜葶苈子等清肺利气平喘之药不效。经人介绍，延刘老诊治。切其脉滑数，舌苔薄黄。乃曰：肺热作喘，用生石膏清热凉肺，本为正治之法，然不用麻黄之治喘以解肺系之急，则石膏弗所能止。乃于原方加麻黄4g。服1剂喘减，又服1剂而愈。

笔者曾治一例8岁女性患上呼吸道感染病人。病人三天前受凉后出现鼻塞、流涕、头痛、恶寒等感冒症状，当时体温38℃，在附近医院予以输液治疗，主要用抗生素和退热药。病人自诉上午用药后热即退，但到下午或晚上热又来，最高时可达39℃。病人家属心急，求治于中医，就诊时症见发热，体温39℃，微恶风寒、汗出不畅，仅头部汗出，身上无汗，自诉胸闷，舌质红，苔薄黄，脉浮紧。随立方麻杏石甘汤治疗：石膏20g（先煎），麻黄6g。杏仁9g。甘草6g。水煎服。服药3剂后，热退身安。笔者曾用该方治感冒后高热病多例，均取得较好疗效。

### 四、外寒内热，肺气郁闭的荨麻疹

荨麻疹，中医谓之"风瘾疹"，多因内蕴湿热，外感风寒而发。肺外合皮毛，肺气郁闭，肺热无法透出肌表，郁于肌腠，则见皮肤瘙痒起疹，诱发荨麻疹。如果是外感风寒湿兼有内热证，可用前面讲过的九味羌活汤治疗，如果属于外感风寒，内有蕴热，则宜麻杏石甘汤治疗。笔者曾治一例 34 岁的男性荨麻疹病人。病人荨麻疹病史已有 2 年，时愈时发，多因受寒而发，发作时皮肤突感瘙痒，续即出现红色疹块，随搔随发，瞬即蔓延全身。疹块呈圆形或椭圆形，有时出现恶寒发热或喘息。当地医院予以抗过敏治疗，效果不显，求治中医，拟麻杏石甘汤加减：麻黄 10g，杏仁 6g，生石膏 30g，甘草 6g，蝉蜕 3g。水煎服，每日 1 剂。服 3 剂，症状减轻一半，后再进 3 剂，全身疹块完全消退。病人为防复发，继进原方 7 剂以巩固疗效。

## 逆流挽舟之方——荆防败毒散

荆防败毒散是宋代著名医家钱乙的《小儿药证直诀》败毒散的加减方，由荆芥、防风、茯苓、柴胡、前胡、川芎、枳壳、羌活、独活、桔梗、人参、甘草组成，具有散寒祛湿、益气解表的功效，主治气虚外感证，以憎寒壮热、肢体酸痛、无汗、苔白、脉浮按之无力为辨证要点。方中羌活能走肌表，善于治上半身的风寒湿邪；独活善于治下半身之风寒湿邪。两药相配，发散风寒，祛风止痛，通治一身上下之风寒湿邪，共为君药。川芎、柴胡为臣药，川芎祛风止痛，柴胡祛风透表，两者相配，助君药以辛散外邪，祛风止痛。佐以桔梗、前胡、枳壳宣肺降气，化痰止咳；茯苓健脾渗湿；人参益气，扶助正气以祛邪外出，使该方散中有补，不致耗伤真元。五药共为佐药。生姜、薄荷助君臣药发散外邪；甘草既助人参益气和中，又能调和诸药，皆为使药。诸药合用，以解表为主，辅以益气，共成扶正祛邪之功。本方现代常用于小儿外感发热、婴幼儿腹泻、急性病毒性腹泻、感冒、支气管炎、过敏性皮炎、荨麻疹、湿疹、皮肤瘙痒症等属正气不足，外感风寒湿者。

### 一、主治证辨识

荆防败毒散原为小儿体虚外感风寒湿邪而设，后世被推广用于年老、产后、大病后，以及素体虚弱而感风寒湿邪者。外感风寒湿邪，邪正交争于肌腠之间，而正虚不能祛邪外出，故出现憎寒壮热，头项强痛，肢体酸痛，无汗；风寒犯肺，肺气不宣，故鼻塞声重，咳嗽有痰；风寒夹湿，湿滞气机，故胸膈痞满；因正气不足，故脉虽浮而重按无力。对该证的辨识，要注意以下两个方面。一是气虚的表现。外感风寒湿症状好确定，如头痛、肢体骨节酸痛、鼻塞、流涕等，但如何判断气虚，有时存在难度，原方仅指出脉少浮而重按无力，凭这一点，很多临床医生难以把握，临床用方可综合其他症状，如体倦乏力、恶寒重、发热轻、反复感冒等。二是表邪内陷症状。因病人气虚，在表之风寒湿邪内陷阳明，可出现腹泻、下痢症状，此时仍应用该方疏风透邪于外。这种治法也称为逆流挽舟法。

### 二、体虚感冒，重在扶正疏散

风寒湿侵犯肌表，人之正气可驱之外出，若正气不足，需助以药物之力散邪外出，但辛散之药容易耗气，当以发散药适当配伍补气药以扶正祛邪。笔者曾治一例71岁男性感冒病人，病人有慢性鼻炎病史，感冒反复发作，3天前受凉后出现鼻塞，流涕，喷嚏，头痛，恶寒，全身酸痛，体倦乏力，纳可，寐差，舌质偏红，苔白腻微黄，脉浮无力，自服感冒药无效。考虑病人年老体虚，拟荆防败毒散加减：荆芥15g，防风10g，柴胡10g，百部10g，白芷10g，桔梗15g，枳壳10g，川芎10g，羌活、独活各10g，前胡15g，党参15g，茯苓15g。水煎服，每日1剂。服药5剂后痊愈。

上海当代名医邵长荣也有类似的用方经验。邵氏认为小儿反复感冒，多为脾虚肺弱所致，感冒时，疏风不忘健脾，土旺可以实金。其曾治一例4岁的女性病儿，感冒咳嗽10余日。病人为早产儿，先天不足，素体虚弱，易感冒且缠绵难愈，胃纳不振，大便燥结，手足心热，面色不华，近感风寒，感冒发热37.8℃，咳嗽流涕，舌苔薄白，脉浮速。辨证为风邪袭表，痰热内壅，拟方败毒散加减：紫苏梗9g，藿香梗9g，羌活6g，独活6g，柴胡5g，前胡5g，姜半夏9g，川芎9g，莱菔子9g，大白芍9g，枳壳6g，枳实6g，陈皮9g，焦神曲9g，桔梗3g，生甘草6g。5剂。药后热咳止，胃纳转佳。拟玉屏风散巩固。

### 三、体虚外感，夜咳多见

外感咳嗽作为临床常见病、多发病，临床治疗方法较多，但是夜间发作为主的咳嗽，影响睡眠及日常工作与生活，久治难愈，最令病人苦恼。夜咳特征为白天不咳或少咳，入暮则咳嗽加剧，尤以入睡前后为剧，夜咳，干咳无痰或痰少而黏，究其原因，或为阴虚所致。但外感所致的夜咳中，咳嗽，痰白黏或泡沫样，不易咳出，以夜间就寝时发作为主，多因外感风寒湿、气虚所致。笔者曾治一例48岁女性咳嗽病人，反复咳嗽2个月。病人2个月前因受凉后一直咳嗽不止，以夜间发作为主，且都在临睡前或下半夜，咽痒始作咳嗽，咳出少量白黏痰，纳呆，精神差，怕冷，舌质红，苔白，脉细。多次做血常规检查、痰菌培养、胸部 X 线片及胸透检查，均无异常，曾服用抗生素无效。治以疏风散寒解表、宣肺理气化痰，拟荆防败毒散加减治疗。药用：荆芥、防风各 15g，独活、羌活各 10g，柴胡、川芎、炙甘草、蝉蜕各 9g，前胡、桔梗、桂枝各 9g，细辛 3g，炙紫菀 15g，款冬花 10g，党参 15g。水煎服，每日 1 剂。5 剂后症状减轻，继续服用 14 剂，诸症悉除。

### 四、风寒湿郁于肌腠，可致慢性湿疹

中医认为痒从风来，风寒湿郁于肌腠，不能透达，可致皮肤瘙痒，抓破后流黄水。该症与慢性湿疹相似，用败毒散治疗有较好疗效。笔者曾治一例 45 岁男性湿疹病人。病人慢性湿疹已有一年，双下肢胫骨前缘皮肤上生有密集的小丘疹，奇痒难忍，抓破后流黄水。经常自行外用复方醋酸地塞米松乳膏（999 皮炎平）及曲咪新乳膏（皮康霜），症状可以暂时缓解，但很快复发。就诊时，症见双下肢胫骨前缘皮肤有对称皮损，上附有鳞屑、结痂，自述奇痒难忍，皮肤搔痕及黄水渗出，皮肤粗糙，舌质淡、舌体胖、边有齿痕，脉沉细。用方如下：荆芥 15g，防风 10g，羌活、独活各 15g，土茯苓 30g，柴胡 10g，茯苓 12g，桔梗 10g，川芎 10g，当归 10g，炙甘草 6g，地肤子 15g，党参 15g。水煎服，每日 1 剂，连服 7 剂。外用葱白捣泥敷于患处，每日 1 次。服药后症状减轻，继续服药 21 剂，痒止，患处结痂已消，诸症痊愈。

### 五、风寒湿外感，里热蕴结可致玫瑰糠疹

玫瑰糠疹是常见的炎症性皮肤病，好发于躯干和四肢近端，有大小不等、数目不定的玫瑰色斑片，其上有糠状鳞屑，常有剧痒。本病有自限性，一般持续 6~8 周而自愈，但也有经久不愈的情况。很多玫瑰糠疹病人由于延误治疗而遗留难看的色素沉着。本病而多发于青年人或中年人，以春秋季多发。笔者曾治一例 76 岁女性玫瑰糠疹病人，北方人，自老家前来广州女儿家过年，到后 1 周，身上就出现玫瑰色斑片、疹块，遍及后背、前胸，瘙痒难忍，苔黄腻，脉浮无力。处方：荆芥、防风各 15g，柴胡、羌活、独活、前胡、当归、枳壳、川芎、牡丹皮、桔梗、赤芍、甘草各 10g，土茯苓 30g，生石膏 20g，白僵蚕 10g。水煎服，每日 1 剂。连服 7 剂，出疹消退，瘙痒明显好转，再进 7 剂巩固疗效，药后残存疹块亦消，见少许色素沉着。

名中医教你开药方 1

# 第二章 清热类方

清热类方是以清热药为主，具有清热泻火、清热祛暑、凉血解毒等作用，治疗里热证的方剂。属"八法"中"清法"的范畴。清热剂在使用过程中要注意以下三个方面。一是要辨清热证所在的病位和脏腑。热邪有在气、在营、在血、在心、在肝、在胃等不同，要针对不同的病位和脏腑选择不同的清热方。二是要注意热证的兼夹病邪。热邪易耗气伤阴，热证中后期多伴有气阴两虚之证，在清热方中要适当配伍益气、养阴等药物，清补并用。三是本类方剂较为寒凉，易伤胃气，对于素体虚寒者，宜慎用。

## 虎啸谷风冷之方——白虎汤

白虎汤出自汉代名医张仲景的《伤寒论》，由石膏、知母、甘草、粳米组成，具有清热生津之功效，主治气分热盛证，以大热、大汗、大渴、脉洪大为辨证要点。方中石膏辛甘大寒，既有较强的清热作用，又能生津止渴除烦，故为君药。知母苦寒质润，既助石膏清阳明气分之热，又能生津润燥。君臣相配，相须为用，增强清热生津之力。粳米、炙甘草同为佐药，益胃护津，亦防大寒之剂伤胃。炙甘草兼以调和诸药为使。四药相配，共奏清热生津、除烦止渴之效。本方现代常用于大叶性肺炎、流行性乙型脑炎、急性肠炎、牙龈炎、夏季热、糖尿病等属气分热盛者。

### 一、主治证辨识

白虎汤原治外感寒邪，入里化热之阳明热盛证，后来也被用于治疗温病热入气分证。这是表邪入里的第一个阶段，正盛邪实，正邪交争较甚，故见高热面赤；邪已入里，故恶热不恶寒；里热熏蒸，迫津外泄，故大汗出；热灼伤津，故烦渴引饮，舌苔黄燥；正邪俱盛，故脉洪大有力。后世以四大症来形容白虎汤主治证，即"大热、大渴、大汗出、脉洪大"。白虎汤具有较强的清热作用，故清代著名医家方中行说："虎啸谷风冷，凉风酷暑消，神于解热，莫若白虎。"以白虎来比喻其清热之功，故名白虎汤。

临床用方过程中可根据症状变化进行适当加减，治疗以肺胃热盛为主的各种病证。如外感热病初期，表证未解，热已入里，除大热、大渴以外，伴有恶寒，无汗，舌苔薄白，脉象浮数，可在原方中酌加疏风解表药薄荷、蝉蜕、连翘、金银花、防风等；如肺胃热盛，热毒壅于咽喉，导致咽痛红肿，可加牛蒡子、玄参；肺胃热盛，伴风热上扰头目，出现头痛剧烈者，加菊花、桑叶、蜈蚣，且须重用石膏。

## 二、临床须把握里热实证的辨证要点

白虎汤主治里热炽盛证，但因有时热郁于内不能透达，会出现真热假寒证，故临床使用时一定要根据其辨证要点"四大症"仔细辨识，但也不必"四大症"齐备。

山西当代名医刘绍武曾记载一医案：1972年隆冬，天空飘着大雪，一病人家属突然闯入门诊，哀求刘老去病者家中出诊，刘老见状，携弟子前往。一进病人家中，见一人横卧房间的水泥地板上，牙关紧闭，意识不清，四肢厥冷，刘老诊脉，脉细如丝，难以切评。这时刘老将食指屈曲，放在病人鼻孔上，其呼吸微弱，但出气烫手，如返蒸笼，接着翻开其眼睑，见巩膜布满血丝，舌苔干裂色黄。刘老当下令弟子出门外，择干净雪花捏成雪团，徐徐放入病人口内，融成雪水，令其缓缓咽下，一连喂入八个雪团，20分钟后，病人体温骤升至40℃，惊叫"热死了！热死了！"刘老见病人已醒，复诊脉，见脉数，与白虎汤一剂，生石膏2斤，知母2两，粳米2两，甘草1两，令煎汤2000毫升，嘱病人徐徐温服，1日服尽。次日病人身热退尽，神志恢复如初。在此医案中，刘老从三个方面判断寒热真假：一是上看口鼻之出气寒热，因气从肺出，肺居胸中，胸腔是人体极热之地，故以之判断寒热；二是看口渴与否，真热者口渴饮冷，饮水量多，假热者不渴或渴喜热饮，仅饮一二口作罢；三是看大便是否干硬，小便是否黄赤，如假热，小便清长。本医案中刘老根据病人口渴饮冷、出气热的症状断定为真热假寒，用白虎汤取效。

笔者曾治一例10岁大叶性肺炎男性病儿，感冒1周后出现高热症状，体温39℃，当地医院诊为大叶性肺炎，已用抗生素治疗1周，发热有所减轻，体温降到 38℃左右，但有时仍会出现高热现象。病儿父母希望配合中医治疗。就诊时，病人高热，体温 38.6℃，伴有口渴、体倦乏力、舌质红、苔少、脉洪大而重按无力，辨证为肺胃热盛、气津两伤，拟方白虎汤加减：石膏 30g，知母 15g，桑白皮 15g，天花粉 15g，西洋参 10g，芦根 15g。水煎服，每日 1剂。服药 4 剂热退，再服 3 剂，症状痊愈。本例医案中，"大热、大渴症"具备，但病程已有 1 周，津伤较重，所以已无大汗，脉也洪大无力，此时仍可用白虎汤，加益气养阴生津的西洋参，治疗取效。

笔者曾治另一例 35 岁男性 2 型糖尿病病人，病人近 1 个月来，口渴较重，每日饮水量在 5000ml，多食易饥，检测空腹血糖 11mmol/L，尿糖（+++），尿酮体（－），在当地医院求治，做相关检查，诊为 2 型糖尿病，建议住院并用胰岛素治疗，病人不愿意，找到笔者，希望通过中医治疗。就诊时病人口渴较甚，就诊期间不停喝水，大便偏干、小便黄，舌红、苔少、脉洪大有力。当时辨证为胃热炽盛、灼伤津液，拟方白虎汤加减：石膏 30g，知母 15g，天花粉 15g，生地黄 20g，玄参 15g，麦冬 15g，黄连 15g。水煎服，每日 1 剂。同时嘱病人严格控制饮食，并辅以运动。服用 14 剂后，烦渴大减，小便次数亦减，症状渐见好转，血糖降至 9.6mmol/L。后再服用 21 剂，症状全消，血糖降至 6.6mmol/L，观察 3 个月未复发。在本例医案中，病人仅以口大渴、脉洪大为特征，无大汗出、大热症状，但病机属肺胃热盛，用白虎汤有效。初发的 2 型糖尿病多以口渴、多食为主，按中医辨证，多属胃热炽盛、灼伤津液，如果病人无酮症酸中毒表现，可采用白虎汤治疗，本方对该病有较好效果，现代药理研究也证明白虎汤有较好的降糖作用。

笔者曾治另一例 47 岁男性原发性高血压病人，病人已有高血压病史 3年，已服用硝苯地平降压，平时血压控制尚可，近 1 个月来，头昏、头痛，自感热往上冲，面赤，虽严冬不减，口渴，舌质红，苔薄黄，脉洪大。血压160/100mmHg。辨证为胃火上炎，拟白虎汤加减：石膏 30g，沙参 15g，知母15g，天花粉 15g，黄芩 9g，生地黄 15g，玄参 15g，白芍 15g，牡蛎 30g，天麻 10g，菊花 10g。水煎服，每日 1 剂。连服 14 剂，血压正常，诸症渐除。在此案例中，胃热上攻，循经上扰清阳，胃热的表现除口渴、脉洪以外，尚有头晕、头痛之症状，方证相应，采用本方治疗也有较好效果。

### 三、湿热蕴结之持续高热

湿为阴邪，热为阳邪，湿热蕴结，阴阳互结，热盛于里，湿阻于外，可致高热持续难退。与白虎治汤加祛湿药治疗，有较好疗效。现代著名医家刘渡舟曾治一例 24 岁男性病人。病人受寒后，出现发热头痛，胸中发满，饮食作呕。注射安乃近与葡萄糖液，汗出虽多而发热不退，反增谵语、身痛、呕吐等症。试其体温 39.6℃，脉来濡，舌苔白腻，脉证合参，湿邪犹存，治当清利湿热，芳化湿浊，以行三焦之滞。方用：白豆蔻 6g，滑石 12g，杏仁 6g，薏苡仁 12g，藿香 6g，厚朴 6g，半夏 10g，竹叶 6g。刘老（刘渡舟）书方时，语其家人曰：服药则热退，可勿忧虑。然病人服药无效，反增口渴心烦，体温升至 40℃，一身酸痛，两足反厥冷如冰。病家惶恐，急请刘老再诊。切其脉仍濡，而舌苔则黄白间杂。湿温为患，明白无误，然前方为何不效？思之良久，则又书一方：苍术 10g，生石膏 30g，知母 10g，粳米 15g，炙甘草 6g。上方仅服一剂，高热即退，足温，诸症皆愈。刘老认为该证原为湿热互结，热重于湿，应以清热为主兼以祛湿，自己误用治疗湿重于热且性偏温的三仁汤，故病人服用后热更甚，症状加重。刘老认为非白虎不足以清其热，非苍术不足以胜其湿，故改投白虎加苍术汤，一剂即愈。

总之，白虎为辛凉清热的方剂，具有达热出表的功效，凡外感热病过程中的里热实证，如肺炎、流感等伴肺胃热盛者，可用本方加减；湿温病中如肠伤寒、钩端螺旋体感染等病，运用本方须加入燥湿药，使之温热并治；在内伤杂病中如高血压、糖尿病等，伴有肺胃热盛者，也可应用。但是该方寒凉过甚，妊娠、产后妇人应慎用。

## 清补之剂——竹叶石膏汤

竹叶石膏汤出自《伤寒论》，由竹叶、石膏、半夏、麦冬、人参、甘草、粳米组成，具有清热生津、益气和胃的功效，主治伤寒、温病、暑病等余热未清，气津两伤证。以身热汗多，少气，气逆欲呕，烦渴喜饮，舌红少苔，脉虚数为辨证要点。方中石膏清热泻火，生津除烦为君。人参益气，麦冬养胃津，共为臣药。佐以半夏降逆和胃。方中麦冬倍于半夏，其意在于缓和半夏之温燥，而麦冬得半夏则滋而不腻。竹叶清热除烦亦为佐。使以甘草、粳米养胃和中。诸药合用，使热清烦除，气津两复，胃气和降。本方现代常用于糖尿病、中暑、流行性乙型脑炎（恢复期）、肺结核、系统性红斑狼疮、反流性食管炎、夏季热等属余热未清，气阴不足者。

## 一、主治证辨识

竹叶石膏汤原为伤寒热入阳明，热势已减，气津已伤证而设。余热未清，故仍发热汗多，舌红脉数；余热内扰，故心胸烦闷；口干、舌红少苔是阴津不足的表现；气短神疲、脉虚是气虚的表现。针对该方证特点，临床使用时要注意以下两个方面：第一，本方是一个寒热并用的方剂，整个清热药间有少量的温燥药，清而不寒，如半夏和麦冬的配伍；二是清补并用，清热与益气养阴并用，邪正兼顾，清而不寒，补而不滞。《医宗金鉴》认为该方"以大寒之剂，易为清补之方"。随证加减方面主要从这两个方面入手：阴虚不足，胃火上炎，口舌糜烂，舌红而干，可加石斛、天花粉；胃火炽盛，消谷善饥，舌红脉数者，加黄连、知母、天花粉。

## 二、胃与食管相连，胃热上攻之食管病变

反流性食管炎是由多种因素造成的消化道动力障碍性疾病，其发病与食管下段括约肌压力及食管内 pH 值有关，临床主要症状包括胃灼热和反酸，胸骨后灼痛或不适，常发生于饱餐或高脂餐后，在平卧或弯腰时加重，嗳气，吞咽疼痛或咽部不适，有异物感、棉团感或堵塞感。该病的临床表现与胃气上逆、虚热上扰证相似，用竹叶石膏汤治疗有较好效果。笔者曾治一例 45 岁男性反流性食管炎病人。病人反流性食管炎已有 2 年，期间曾间断服用中西药治疗，效果不显。就诊时，自觉咽部不适，有异物感，伴胸骨后灼痛，胃脘胀闷不适，餐后尤甚，舌质红，苔薄，脉细数。诊为胃阴虚弱、虚热上扰，拟竹叶石膏汤加减治疗：淡竹叶、半夏、葛根各 15g，生石膏 30g（先煎），太子参 20g，麦冬 12g，炙甘草、黄连各 6g，吴茱萸 3g，煅瓦楞子 15g，旋覆花 12g（布包），海螵蛸 30g，煅牡蛎 20g。水煎服，每日 1 剂。服药 1 周后症状减轻，连服 21 剂，症状基本消失。

## 三、胃开窍于口，虚火上炎之口腔病变

复发性口腔溃疡是一种常见的口腔疾病，其临床特点是反复发作，缠绵难愈。病人生活工作均受其影响，极为痛苦。中医称之为"口疮"。病人常常有溃疡，溃疡色淡不红、长时间不愈合，并伴有自汗、多汗、易感冒等气虚表现，其临床表现与胃气阴虚损、虚热上扰证相似，用竹叶石膏汤治疗有较好疗效。笔者曾治一例 32 岁女性口腔溃疡病人，口腔溃疡反复发作 2 年，近

1个月来，症状特别明显，溃疡反复发作，此起彼伏，几乎未停过，溃疡呈多发性，伴自汗，体倦乏力，舌质淡，苔少，脉细弱。诊为胃热上攻，脾胃气虚证，拟竹叶石膏汤合补中益气汤加减：竹叶15g，石膏30g，麦冬10g，党参15g，半夏10g，甘草6g，黄芪30g，白术10g，当归10g，升麻6g，柴胡15g，陈皮5g，竹叶12g，生甘草12g。水煎服，每日1剂。服药1周后，溃疡减轻，再服1周溃疡愈合，诸症痊愈。

口臭是指从口腔或其他充满空气的空腔如鼻、鼻窦、咽中所散发出的臭气，严重影响人们的社会交往和心理健康。中医认为口臭以肺胃之热上冲多见，也可采用竹叶石膏汤治疗，方中可适当加入清热生津之药，如芦根、金银花、连翘、桔梗等。

## 解上焦热毒之方——普济消毒饮

普济消毒饮出自《东垣试效方》，由黄芩、黄连、人参、橘红、玄参、生甘草、连翘、牛蒡子、板蓝根、马勃、僵蚕、升麻、柴胡、桔梗组成，具有清热解毒、疏风消肿之功效，主治大头瘟，以头面红肿热痛、恶寒发热、舌红苔白兼黄、脉浮数为辨证要点。方中重用黄连、黄芩以清热解毒，为君药。牛蒡子、连翘、僵蚕、薄荷疏散风热，散结消肿，为臣药。马勃、玄参、甘草、板蓝根清解咽喉头面之热毒；陈皮理气化痰滞，疏通壅滞，使气血流通，有利于肿毒之消散；桔梗、甘草清利咽喉。共为佐药。少许升麻、柴胡既能助臣药以疏散风热，发散郁火，使风热宣散透发，又可助诸药上达头面，为使药。诸药配伍，清疏并用，升降同用，以清热解毒、疏散风热。本方现代常用于丹毒、腮腺炎、急性扁桃体炎、淋巴结炎伴淋巴管回流障碍、急性蜂窝织炎、急性乳腺炎等属风热疫毒者。

### 一、主治证辨识

普济消毒饮原为大头瘟（又名大头天行）而设。因风热疫毒之邪壅于上焦，攻冲头面，气血壅滞不通，故见头面红肿焮痛，目不能开；疫毒壅滞咽喉，则咽喉红肿而痛；里热炽盛，津液被灼，则口渴；初起风热侵袭肌表，故伴恶寒发热；舌苔黄燥，脉数有力均为里热炽盛之象。对该证的辨识要注意以下两个方面：一是发病病位在上焦，以头面红肿热痛、咽喉疼痛为特征；二是热毒较重，有时局部会出现皮肤疮疖疔毒等症状。

## 二、疏解头面热毒

普济消毒饮中配伍升麻、柴胡，引诸药上达头面，专解头面热毒。李东垣弟子罗天益记载该方神奇疗效："泰和二年，时四月，民多疫疠，初觉憎寒体重，次传头面肿盛，目不能开，上喘，咽喉不利，舌干口燥。俗云大头天行，亲戚不相访问，如染之，多不救……医以承气加板蓝根下之，稍缓，翌日其病如故……先师曰：夫上半身，天之气也；身半以下，地之气也……往昔不可追，来者犹可及，凡他有病者，皆书方以贴之，全活甚众。时人皆曰，此方天人所制，遂刊于石，以传永久。"

从上面这个医案可看出，普济消毒饮治上焦热毒所致头面红肿热痛有奇效，在当时被称神仙授方，刊于石碑，以永久保存。

"大头天行"头面红肿热痛与现代流行性腮腺炎症状相似。流行性腮腺炎是由腮腺炎病毒引起的急性传染病，冬春两季多发，儿童易患。中医认为，流行性腮腺炎是多为风热毒邪，挟肝胆之火与阳明胃热上攻，郁热壅滞少阳经脉，郁而不散，结于腮部，以致外发腮颊肿胀、疼痛，与普济消毒饮主治病证相符，治宜清解上焦热毒，用普济消毒饮治疗该病有较好效果。笔者曾治一例7岁男孩，患流行性腮腺炎1周，病人在当地医院进行过抗病毒治疗，效果不显。就诊时，症见腮颊肿胀疼痛，伴恶寒、发热，恶心呕吐，舌质红，苔黄，脉浮数。拟普济消毒饮加减方：黄芩9g，黄连9g，连翘12g，金银花12g，板蓝根15g，牛蒡子9g，僵蚕9g，天花粉9g，升麻6g，柴胡9g，玄参6g，夏枯草6g，马勃6g，白芷6g，薄荷6g，藿香、竹叶各6g。水煎服，每日1剂。服用3天后，热退，腮颊肿缓解，继续服用1周，症状基本消失。临床在运用该方时可根据症状变化适当加减，如腮颊肿甚，加昆布、浙贝母各15g；热盛或不易退热，加石膏，知母；便秘，加大黄3g。

另外，大头瘟所致的咽喉疼痛与现代医学的亚急性甲状腺炎发病症状有相似之处。亚急性甲状腺炎，简称亚甲炎，是临床多发病，多于上呼吸道感染后发病，其发病机制尚未完全明了，普遍认为与病毒感染及自身免疫有密切关系。西医常常使用激素控制，虽然可以使病情得到一定的缓解，但激素用药时间长，易复发，不良反应大。中医认为该病多为风热疫毒之邪，壅于上焦，发于咽喉部所致，采用普济消毒饮治疗有较好效果。笔者曾治一例45岁男性亚急性甲状腺炎病人，病人一周前患感冒，自诉头痛、鼻塞、流涕，自己购买感冒清胶囊服，头痛、鼻塞、流涕好转，但咽喉疼痛剧烈。甲状腺彩超表明病人继发亚急性甲状腺炎。辨为风热疫毒上攻头面颈部，气血壅滞证，立清热解毒、疏散风热治法，以普济消毒饮加减：板蓝根 30g，黄芩 10g，酒黄连 10g，牛蒡子 15g，陈皮 5g，玄参 15g，柴胡 10g，升麻 9g，桔梗 15g，连翘 20g，马勃 15g，薄荷 10g，僵蚕 10g，土茯苓 30g，射干 15g。水煎服，每日 1 剂。服用 2 周后，症状全消。临床在运用该方治疗亚甲炎时，可根据病情变化，进行适当加减：兼有恶寒、发热（午后）、多汗、口苦、头痛及颈项痛，加青蒿、竹茹、薏苡仁、葛根；兼有头晕多梦、痰多而黏，加枳壳、半夏、天麻；兼有大便干结，加大黄。

### 三、热毒郁于面部皮肤之痤疮

热本为无形之邪，火热毒盛，血败肉腐，可导致面部皮肤出现痤疮，反而有形可征。痤疮是青春期常见的一种慢性毛囊皮脂腺炎症，好发于面部，有粉刺、丘疹、结节、囊肿及瘢痕等多种损伤，并伴有皮脂溢出。中医认为该病由风热火毒上攻头面，瘀热互结，血败肉腐所致，采用普济消毒饮加味治疗有较好效果。笔者曾用该方治近百例痤疮病人，取得了较好的效果，主要组方如下：黄芩 15g，黄连 6g，陈皮 12g，玄参 30g，桔梗 10g，板蓝根 30g，升麻 10g，马勃 10g，连翘 15g，牛蒡子 15g，薄荷 10g，白僵蚕 10g，柴胡 12g，丹参 15g，莪术 12g，白芥子 30g，甘草 10g。水煎服，每日 1 剂，3 周为 1 个疗程。

## 上清下泻之方——龙胆泻肝汤

龙胆泻肝汤出自《医方集解》，由龙胆、黄芩、栀子、泽泻、木通、车前子、当归、柴胡、甘草、生地黄组成，具有泻肝胆实火、利下焦湿热之功效，主治肝胆实火上炎证，以口苦尿黄、舌红苔黄、脉弦数有力为辨证要点。方中龙胆既苦寒清热以清肝经实火，又苦寒燥湿以除下焦湿热，为君药。黄芩、栀子亦为苦寒泻火、燥湿之药，可清上导下，助君药上清肝火，下除湿热，为臣药。泽泻、车前子、木通清利湿热，引火（或湿热）从小便出；肝藏血，肝有热又易伤阴血，且方中药物苦燥渗利易于伤阴，故用生地黄、当归滋阴养血，使邪去而阴血不伤。肝体阴而用阳，性喜条达而恶抑郁，火热内郁，肝胆之气不舒，故用柴胡疏畅肝胆之气，并引诸药入肝胆经。以上六味共为佐药。使以甘草，意在缓和龙胆之苦燥。诸药合用，既苦寒直折，又引邪外出。本方现代常用于治疗顽固性偏头痛、头部湿疹、高血压、急性结膜炎、虹膜睫状体炎、外耳道疖肿、鼻炎、急性黄疸型肝炎、急性胆囊炎、带状疱疹以及泌尿生殖系统感染如急性肾盂肾炎、急性膀胱炎、尿道炎、外阴炎、睾丸炎、腹股沟淋巴结炎、急性盆腔炎等属肝经实火、湿热者。

## 一、主治证辨识

龙胆泻肝汤原为肝胆实火上炎或湿热下注证而设。肝经实火上炎则见头痛，目赤肿痛，暴躁易怒；肝经布胁肋，肝经郁火故见胁痛；肝与胆相表里，肝病易波及胆，故见口苦、耳鸣、耳肿等胆腑热证；肝经络阴器，肝经湿热下注，故见睾丸肿痛重坠，小便短赤，或不定期带下黄臭，舌红苔黄或黄腻。对该证的辨识要注意以下两个方面：一是火性炎上，如果仅有热邪在肝胆，临床表现以上部肝胆经循行部位病变为主，如头痛、目赤肿痛、耳鸣耳肿等；二是如果热与湿蕴结在一起，湿性下注，袭阴位，病变以下焦肝经循行部位病变为主，如阴部湿疹、妇女黄带，也可致男性性功能障碍、女性不孕症等。

## 二、肝胆实火上炎之高血压

高血压是临床常见病和多发病，常表现为头痛、头晕，其发病机制可有虚实两端，虚证多为肝肾阴虚、肝阳上亢所致，实证多为肝火上炎所致。龙胆泻肝汤清肝胆实火，对肝火上炎型高血压有较好疗效。临床运用时可根据症状变化适当加减：肝火旺盛，加夏枯草、草决明、豨莶草；头痛、眩晕甚者，加石决明、珍珠母、菊花等；大便秘结，加大黄泻火通便；阴伤者，加玄参、石斛等养阴。笔者曾治一例45岁男性高血压病人，近半年出现阵发性头痛、头晕，平时性情烦躁易怒。就诊前在当地医院测血压为160/100mmHg，诊为原发性高血压，予以降压药氢氯噻嗪治疗，服药后血压降至130/90mmHg，但病人性功能下降，于是自行停服降压药，改求中医治疗。就诊时，血压150/95mmHg，伴头痛、头晕，面色红，时有耳鸣，舌红，苔黄腻，脉滑数。诊为肝胆实火上炎证，拟龙胆泻肝汤加减：当归10g、龙胆10g、黄芩15g、柴胡10g、车前子15g（包煎）、栀子15g、川木通10g、泽泻10g、生地黄20g、生甘草6g、天麻10g、钩藤20g、桑叶10g、牛膝20g、菊花10g。水煎服，每日1剂。服药1周后，血压降为140/95mmHg，头痛、头晕减轻，后继续服药2周，血压降为130/85mmHg，诸症消失。

### 三、肝胆湿热下注之外阴瘙痒、多囊卵巢综合征、阳痿、带状疱疹

多囊卵巢综合征是育龄期妇女最常见的内分泌紊乱性疾病之一，在无排卵性不孕中占主要地位，这类病人多表现有高雄激素血症的特点，伴有面部痤疮、多毛、烦躁易怒、胸胁胀痛等症，与中医肝胆湿热证型相符，以龙胆泻肝汤治疗有较好效果。笔者曾治一例32岁女性多囊卵巢综合征病人，其已结婚3年，未采用任何避孕措施，而未怀孕，在当地医院妇科诊治，诊为多囊卵巢综合征，曾服用二甲双胍等药物治疗，效果不显。病人就诊时，月经量少，每月行仅一天，量少色黑，同时伴有面部痤疮、手臂及双下肢多毛、烦躁易怒、胸胁胀痛，舌红、苔黄、脉滑数。拟方龙胆泻肝汤加减：龙胆10g，黄芩15g，山栀子15g，泽泻15g，车前子15g，当归10g，生地黄15g，赤芍15g，柴胡10g，牡丹皮15g，夏枯草20g，浙贝母15g，路路通20g。水煎服，每日1剂。服药1周后症状减轻，用该方加减继续治疗21天，病人月经量正常，半年后，病人成功怀孕。该方在使用过程中的加减经验是：经间期加丹参15g，三七3g；行经期加益母草30g，枳壳15g，香附10g。

带状疱疹是由水痘－带状疱疹病毒引起的急性炎症性皮肤病，其主要特点为簇集水疱沿一侧周围神经作群集带状分布，伴有明显神经痛。中医称该病为缠腰火龙、缠腰火丹，俗称蜘蛛疮、蛇串疮。中医认为其病机多属肝气郁结、经络阻滞，多采用清肝泻胆、清利湿热、调和气血、通络止痛法治疗，选用龙胆泻肝汤往往有较好效果。笔者曾治一例72岁男性带状疱疹病人，其患带状疱疹1个月，已采用抗病毒及各种对症治疗方法，效果不显。就诊时，症见胸胁部肝经循行部位布满水疱、流黄色津液，疼痛难忍，烦躁易怒、口干、口苦，舌质红，苔黄腻，脉滑数。拟龙胆泻肝汤加减：当归10g，龙胆10g，板蓝根30g，黄芩15g，柴胡10g，车前子15g，苍术10g，延胡索10g，栀子10g，木通6g，泽泻10g，生地黄10g，生甘草6g，土茯苓30g。水煎服，每日1次。服用1周后，疼痛缓解，疱疹渗水减轻，再服2周，疼痛完全消退，症状痊愈。对带状疱疹进行治疗时可根据症状变化加减用药：头面部疱疹者，加菊花；上肢疱疹者，加姜黄；胸腹疱疹者，加苍术、延胡索；下肢疱疹者，加牛膝；感染严重者，加金银花、蒲公英；腑热便秘者，加大黄；出现血疱坏死者，加白茅根、牡丹皮。

肝之经脉绕阴器，过少腹，肝经湿热下注，在女性可损伤任带二脉，导

致带下色黄腥臭，阴痒，阴肿等；男性外生殖器为宗筋之会，肝主筋，肝胆湿热下注可出现阴囊湿疹、性功能障碍。上述诸症可用龙胆泻肝汤加减治疗。对外阴瘙痒，可适当加入白蒺藜、地肤子，并配合局部外洗，选药如蛇床子、白鲜皮、苦参、艾叶、白芥子、花椒、地肤子、薄荷等。笔者曾治一例45岁男性阳痿病人，病人为出租车司机，平时喜辛辣刺激性食物，有烟酒嗜好。病人一年前开始感觉性功能障碍，后逐渐发展成阳痿，曾多处求治，也购买各类壮阳保健品服用，无明显效果。就诊时，自诉阳痿，外生殖器湿疹，体倦乏力，以双下肢为甚，口干、口苦、口臭，舌红，苔黄腻，脉左弦滑数、右沉濡。诊断为肝胆湿热下注所致阳痿，治以清利肝胆湿热，以龙胆泻肝汤加减：龙胆5g，栀子15g，黄芩15g，车前子15g，滑石30g，柴胡12g，生地黄20g，当归10g，泽泻10g，土茯苓30g，枳壳15g，白芍15g，蜈蚣3条，甘草6g。服用14剂后，病人症状减轻，性功能逐渐恢复，后以四逆散配五子衍宗丸调理。使用蜈蚣，主要借其走窜之性。《医学衷中参西录》载："蜈蚣，走窜之力最速，内而脏腑，外而经络，凡气血凝聚之处皆能开之。"

# 清散并用之方——清胃散

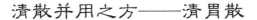

清胃散出自《脾胃论》，由生地黄、当归身、牡丹皮、黄连、升麻组成，具有清胃凉血之功效，主治胃火牙痛，以牙痛并牵引头面作痛、口气热臭、舌红苔黄、脉滑数为辨证要点。方中黄连苦寒，直折胃腑之火，为君药。升麻既善于清泻阳明热毒，又能辛散胃中积热，有"火郁发之"之意，故重用为臣。黄连得升麻，则泻火而无凉遏之弊；升麻得黄连，则散火而无升焰之虑。胃有热则阴血亦必受损，故又以生地黄凉血滋阴，牡丹皮清热凉血，当归身养阴血，且当归身配牡丹皮，尚有活血消肿的作用，故三药共为佐药。诸药合用，共成清胃火、凉血热之效。本方现代常用于慢性胃炎、口腔炎、牙周炎、三叉神经痛等属胃火上攻者。

## 一、主治证辨识

清胃散原为胃有积热，胃火上攻证所设。足阳明胃经循鼻外入上齿，挟口环唇，上耳前，至额颅，胃火循经上攻，故出现牙痛，或牙龈红肿溃烂，或唇舌颊腮肿痛，面颊灼热，口气热臭；胃为多气多血之腑，胃热每致血分亦热，胃火迫血上溢，则可出现牙宣出血。邪正俱实，故舌红苔黄，脉滑大而数。对该证的辨识注意两个方面：一是胃腑本身病变，胃中积热，病人往往伴有胃痛，以热痛、烧灼样疼痛为特征；二是足阳明胃经经络病变，以牙痛牵引头部作痛为特征，有时与三叉神经痛症状相似。

### 二、胃中积热之慢性胃炎、口臭、口腔溃疡

胃中积热所致的胃痛以热痛、烧灼样疼痛为特征，慢性胃炎伴幽门螺杆菌感染临床表现与胃中积热所致症状相似。幽门螺杆菌感染主要症状是反酸、胃灼热以及胃痛、口臭，主要是由于幽门螺杆菌诱发了胃泌素的分泌。幽门螺杆菌感染一般采用"三联"疗法，胶体铋剂（如胶体果胶铋）或者质子泵抑制剂（如奥美拉唑）＋克拉霉素（阿莫西林）＋甲硝唑（奥硝唑）。"三联"疗法对幽门螺杆菌有较好的消除作用。但临床使用过程中存在两个不足：一是不良反应较明显，很多人无法耐受；二是容易复发。治疗该病时可采用辨证和辨病相结合的方法，在"三联"疗法的基础上配合清胃散治疗既可以减轻不良反应，也可降低复发率。笔者在临床上常用该方法治疗慢性胃炎伴幽门螺杆菌感染，取得较好疗效。在临床用方过程中可根据病证变化在原方基础上适当加减：兼便秘属于胃热肠燥者，加大黄以导热下行；口渴，喜饮冷者，可加石膏以清胃生津；牙龈出血者，可加怀牛膝以引血热下行。一般4周为1个疗程。

糖尿病病人常伴口臭，主要有以下三个方面原因：一是在高血糖的情况下，人体牙龈组织抵抗力降低，牙龈供氧不足，促进了细菌（尤其是厌氧菌）在牙周的感染；二是糖尿病病人内分泌紊乱，产生丙酮成分，再通过肺部，由口和鼻腔排出；三是糖尿病病人末梢神经受到损坏，容易引发牙周炎、牙龈炎、口腔溃疡等口腔疾患。糖尿病早期胃中积热在发病中占有较大比例，笔者用清胃散治糖尿病伴口臭取得较好效果。笔者曾治一例45岁男性口臭病人，其有2型糖尿病史已4年，一直口服降糖药治疗，血糖控制尚可，但近1个月来口臭严重，影响与他人正常交往，令其痛苦莫名，伴口干口苦，易饥多食，尿色黄赤，舌质红，苔黄燥，脉象数。治以清胃泻火，拟清胃散合泻黄散加减：黄连15g，当归10g，牡丹皮10g，升麻5g，生地黄10g，栀子10g，知母10g，地骨皮15g，凤尾草15g，藿香12g，防风10g。水煎服，每日1剂。服药7剂后，口干苦症状消失，口臭亦较前减轻。热邪易伤阴津，故考虑配以顾护胃阴之品，上方去栀子、地骨皮，加南沙参15g，麦冬10g，再服14剂，口臭消失。

口腔溃疡是口腔黏膜疾病中发病率最高的一种疾病，好发于唇、颊、舌缘等处，在黏膜的任何部位均能出现。感冒、消化不良、精神紧张、郁闷不乐等情况均能引起该病的发生。胃通过食管与口腔相连，足阳明胃经入口腔，胃中积热，胃热上攻，灼伤口腔黏膜可导致口腔溃疡，该证多伴有口臭症状，采用清胃散加减具有较好疗效。笔者曾治一39岁女性口腔溃疡病人，病人平素喜食肥甘辛辣之品，口腔溃疡反复发作，多发于齿龈或舌尖部位，有时数个疮面，灼热疼痛，影响进食，伴有口干喜凉饮，口中腥味重，食欲可，尿色黄赤，大便二三日一次，舌质红，苔黄腻，脉滑数。治拟清胃泻火、清心利尿，方选清胃散合导赤散加减。处方：黄连15g，当归10g，牡丹皮9g，升麻5g，生地黄10g，淡竹叶10g，麦冬15g，玄参10g，鲜石斛10g，木通10g，生甘草20g。水煎服，每日1剂。服药7剂后，口腔溃疡愈合，口干诸症亦缓解。在运用该方治疗口腔溃疡时，笔者有两点体会：一是黄连用量宜重，成人可用至15~30g；二是宜加入生甘草，因生甘草清热解毒，对口腔溃疡有较好疗效。

### 三、足阳明胃经受灼之牙周炎、三叉神经痛

　　牙周炎主要是由局部因素引起的牙周组织的慢性炎症。发病年龄以35岁以上较为多见。早期炎症阶段伴随有牙周袋形成和牙槽骨吸收，主要表现为刷牙或进食时出血或口内异味。检查可见牙面或龈下大量牙石、菌斑，牙龈颜色暗红或鲜红、水肿、质地松软、点彩消失、边缘圆钝、牙槽骨吸收、牙齿松动。晚期还可出现牙齿扇性移位。足阳明胃经入齿中，中医认为胃火炽盛，循经上攻，灼牙龈可导致牙周炎，用清胃散，清胃泻火、凉血止血，对该病有较好疗效。在临床用方时可根据症状变化进行加减，主要是加上清热解毒之品，如金银花、蒲公英等。

　　李东垣曾在自己的医案中介绍他的用方经验："治一妇人，年三十，齿痛甚，口吸凉风则暂止，闭口则复作，乃湿热也，足阳明贯于上齿，手阳明贯于下齿，阳明多血聚，加以膏粱之味助其湿热，故为此病。用黄连、梧桐泪苦寒，薄荷、荆芥穗辛凉，治湿热为主；升麻苦辛，引入阳明为使。牙者，骨之余，以羊骨灰补之为佐，麝香少许入内为引，作细末擦之，痛减半，又以调胃承气去硝，加黄连以治其本，二三行而止，其病则愈，不复作。"在本医案中，李氏在用清胃散主要药物如黄连、升麻之外，还用薄荷、荆芥穗散胃中之热，调胃承气汤泻胃中之火。

三叉神经痛是临床常见的神经疾病，以一侧面部三叉神经分布区内反复发作的阵发性剧烈疼痛为主要表现，病人颊部阵发性短暂剧痛，遇热等刺激而诱发，病如火燎肉裂，牙似欲落。其疼痛部位和疼痛性质与胃火上炎、足阳明胃受灼症状表现相似。采用清胃散治疗有较好疗效。笔者曾治一例38岁男性三叉神经痛病人，其三天前突发右侧面部、口腔和下颌部疼痛，呈烧灼样痛，说话、洗脸、刷牙会导致疼痛加重，疼痛呈周期性发作，伴口臭、口渴喜冷，大便干结，舌红苔黄，脉滑数。拟清胃散加减：生地黄15g，当归10g，牡丹皮15g，黄连15g，升麻6g，生石膏20g，荆芥、白芷各9g，细辛3g，生甘草6g。水煎服，每日1剂。服药3剂后症状减轻，再服7剂，疼痛完全消失。

上清下补之方——玉女煎

玉女煎出自《景岳全书》，由石膏、熟地黄、麦冬、知母、牛膝组成，具有清胃热、滋肾阴的功效，主治胃热阴虚证。方中石膏清胃火之有余，为君药。熟地黄滋肾水之不足，为臣药。两药合用，既清胃火而又壮肾水，虚实兼顾。知母既能助石膏以清胃火，又能助熟地黄以滋肾阴、清虚火；麦冬既能养胃阴，又能清胃火，共为佐药。胃火上攻，迫血上溢，故用牛膝导热引血下行，以降上炎之火，并止上溢之血，为佐使药。本方现代常用于急慢性口腔炎、牙龈炎、牙周炎、糖尿病、骨关节炎等属胃热阴虚者。

### 一、主治证辨识

玉女煎原为胃热阴虚证所设。阳明之脉，上行头面，循于牙龈，阳明有余，胃火上攻，故见牙痛、头痛；火热迫血上溢，故见牙龈出血；肾主骨，齿乃骨之余，肾阴不足，虚火上炎，故牙齿松动。在对该证辨识时要注意以下两个方面：一是胃热上炎证，此证与清胃散证相比，胃热较轻，除牙痛外，往往有面部烘热感；二是阴虚证，这里主要是肾阴虚证，故除了牙齿松动的症状，临床可有其他肾阴虚症状如腰膝酸痛、口干、咽干等。

### 二、胃热上攻为主的牙痛、面部过敏性皮炎、甲亢、2型糖尿病等

现代著名医家刘渡舟曾治一例38岁女性病人，牙痛龈肿，鼻腔及牙龈时

常衄血，心烦，口干舌燥，欲思冷饮，小便黄，大便正常，舌红少苔而干，切其脉洪大。刘氏诊为阳明胃经热盛、少阴阴虚不滋证，治以玉女煎加减，处方：生石膏 30g，知母 10g，生地黄 10g，麦冬 12g，牛膝 6g，牡丹皮 10g。服 2 剂而诸症皆愈。在本医案中牙疼龈肿、衄血、心烦、小便色黄以及脉洪大等症，为胃火上炎象，且舌红少苔，口渴，亦符合玉女煎主治证，所以用该方取效。

笔者曾治一例 36 岁女性面部过敏性皮炎病人。病人既往有过敏史，对花粉、尘螨等过敏。一个月前因新家装修，接触粉尘后出现颜面部奇痒难忍，颜面部皮肤及眼睑漫肿色红而痒。在当地医院就诊，诊断为过敏性皮炎，给予苯海拉明等抗过敏治疗，用药后瘙痒稍缓解，但很快复发。就诊时，面部皮肤仍轻度水肿，面色红，搔抓后脱屑，夜间瘙痒加重，饮食及大小便正常，就诊前一晚因瘙痒难忍而彻夜未眠，舌质红、苔薄，脉沉细数。颜面红肿之处为足阳明胃经所分布之处，灼热瘙痒症状夜间加重，表明胃热伴有阴虚，治以清胃热、补肾阴，拟方玉女煎加减：生地黄、生石膏各 30g，麦冬 15g，知母 15g，牛膝 20g，桑白皮 20g，地骨皮 20g。水煎服，每日 1 剂。服用 3 剂后，瘙痒即止，当天即可入睡，其效若神，再服 7 剂，颜面红肿消退、皮肤不痒，诸症痊愈。

糖尿病属于中医学"消渴"范畴，本病主要由素体五脏虚弱、过食肥甘、情志失调、劳欲过度所致，阴虚内热是其主要病机，本虚标实，其病位在肺、胃、肾。玉女煎加减方具有清胃热、滋肾阴的功效，与本病病机相符。运用玉女煎加减治疗 2 型糖尿病有较好疗效。运用该方时，主要抓住胃热阴虚的辨证要点：口渴、腰膝酸痛、舌红少苔、脉细数。笔者曾治一例 45 岁 2 型糖尿病病人，口渴多饮伴体倦乏力 2 个月。检查血糖：空腹 9.2mmol/L，餐后 2 小时 12.8mmol/L。就诊时，口渴较重，伴腰酸、双下肢乏力，舌红少苔，脉细数。诊为胃热肾虚证，拟组方如下：石膏 30g，知母 15g，熟地黄 10g，麦冬 15g，川牛膝 20g，葛根 15g，丹参 20g，赤芍 10g，桑白皮 30g，黄芪 20g。水煎服，每日 1 剂。服药 1 周后，口渴症状减轻，空腹血糖降为 8.4mmol/L，餐后 2 小时血糖下降为 10.6mmol/L，后继续服用 3 周，血糖恢复正常，空腹血糖降为 6.4mmol/L，餐后 2 小时血糖下降为 8.6mmol/L。

胃食管反流是指胃、十二指肠内容物反流至食管而出现胃灼热、反酸、嗳气、胸骨后灼痛、咽部如有物堵或梗噎感，甚至吞咽不利或有食物溢出等症状，并可导致食管炎和咽喉、气管等食管以外组织损害的疾病。从中医辨证来看，胃火上炎，伴肾阴亏虚导致气机失调，阴火浊邪是该病主要病机，故采用玉女煎清胃泻火，滋阴和胃降逆，具有较好疗效。笔者曾治一例66岁女性病人，胃脘胀痛3个月，伴有胃灼热、反酸感觉，同时咽部有梗噎感，在当地医院诊为"反流性食管炎"，予以奥美拉唑等治疗，效果不显，求助于中医。就诊时，胃部隐痛、有胃灼热感，咽部梗阻症状明显，睡眠较差，舌质红、苔少，脉细数。诊为胃热肾虚证，拟方如下：石膏30g，知母15g，熟地黄10g，麦冬15g，怀牛膝30g，赭石10g（先煎），旋覆花20g（包煎），海螵蛸20g。服药1周后，胃部隐痛、胃灼热感减轻，仍有咽部梗阻不适感，原方加生地黄15g，川楝子10g，服用3周后，诸症消失。

甲状腺功能亢进症（简称甲亢），是由于人体内的甲状腺合成和分泌过多的甲状腺激素引起的以身体神经、心血管、消化等系统的兴奋性增高和代谢亢进为主要表现的一组内分泌疾病的总称。发病初期临床表现以发热、汗出多、烦躁、口干、易激动为特征，病机多为阴虚火旺，运用玉女煎治疗有较好效果。笔者曾治一例26岁女性甲亢病人，汗出多、心悸、颈部肿大半年，在当地就诊，经甲状腺功能检查和甲状腺彩超，诊为甲亢，予以甲巯咪唑等治疗，但病人服药过敏，换丙硫氧嘧啶后仍过敏，遂求助于中医。就诊时，病人面部潮红、怕热、出汗多，手颤，口干，体倦乏力，活动后症状加重，舌红少苔，脉细数。诊为胃热肾虚生风证，拟组方如下：石膏30g，知母15g，熟地黄10g，麦冬15g，玄参15g，怀牛膝30g，龟甲10g，龙骨30g，生牡蛎30g，天花粉30g，西洋参20g。水煎服，每日1剂。服药1周后症状减，出汗减少、手颤症状改善，继续服用该方加减3个月后，诸症消失，甲状腺功能正常。

### 三、肾阴虚为主的贝赫切特综合征、退行性膝关节炎

贝赫切特综合征，是一种全身性免疫系统疾病，属于血管炎的一种。其可侵害人体多个组织器官，包括口腔、皮肤、关节肌肉、眼睛、血管、心脏、肺和神经系统等，主要表现为反复口腔和会阴部溃疡、皮疹、下肢结节红斑、眼部虹膜炎、食管溃疡、小肠或结肠溃疡及关节肿痛等。由于患病率较高的地区都位于古丝绸之路沿线，故本病又称为丝绸之路病。笔者曾治一例36岁男性病人，病人因口腔伴会阴处溃疡，于3个月前在外院诊为贝赫切特综合征，给予泼尼松、环磷酰胺、甲氨蝶呤等治疗，有一定效果，但无法耐受药物治疗所引起的不良反应，求治中医。就诊时见口腔多处溃疡，会阴部溃疡，

左膝关节及双踝关节肿胀疼痛，手心、足底发热，食少，睡眠差，多梦，大便干，小便色黄，舌质红、苔黄腻，脉沉滑。辨证属胃肾阴虚，湿热内蕴，处方以玉女煎加味：生地黄、黄芪、三仙（山楂、神曲、麦芽）、生石膏、蒲公英各30g，麦冬、知母、川牛膝、黄柏、苍术、白术、鸡内金各10g，连翘、沙参各15g，炙麻黄5g，独活12g，五味子6g，木香、砂仁各6g。水煎服，每日1剂，服药7剂后，口腔溃疡及会阴部溃疡明显好转，守方继服21剂，溃疡痊愈，关节肿痛减轻。

退行性膝关节炎是一种慢性退行性骨关节病，是由于关节增生退变导致的一系列症状。临床表现为膝关节疼痛，运动后加重，休息后减轻，行走不方便，伸屈膝关节受限，下蹲困难，上下楼梯疼痛明显，或突然活动发生刺痛，并常伴有软腿欲跌现象。中医将该病列入"骨痹"范畴，认为该病是由肝肾不足，气血失调，筋骨失其濡养所致，由于肝肾阴虚，易生内热，再加上病人长期行走不便，易出现烦躁、郁闷等气郁表现，气有余便是火。在该病发病过程中，易出现阴虚兼胃火炽盛型，采用玉女煎加减治疗有较好效果。笔者曾治一例65岁女性病人，双膝关节疼痛有近一年，上下楼梯疼痛明显，做过X线检查，在当地诊为退行性膝关节炎，予以塞来昔布胶囊（西乐葆）等药物对症治疗，效果不显。就诊时，病人双膝关节酸痛、活动后症状加减，同时，伴有双下肢乏力，病人身体较瘦，平时易发脾气，饭量较大，舌红少苔，脉细数。诊为胃热肾虚证，拟组方如下：石膏30g，知母15g，熟地黄10g，麦冬15g，怀牛膝30g，桑寄生20g，天冬15g，狗脊20g，补骨脂20g，丹参20g，延胡索15g，威灵仙15g，鹿衔草20g，豨莶草15g，白芍20g，炙甘草10g。水煎服，每日1剂。服药1周后，双膝关节疼痛症状有所缓解，继续服用3周后，诸症消失。

## 导心热下行之方——导赤散

导赤散出自宋代钱乙的《小儿药证直诀》，由生地黄、木通、生甘草梢、竹叶组成，具有清心、利水、养阴之功效，主治心经火热证，以心胸烦热、面赤口渴、渴欲冷饮以及口舌生疮、舌红脉数等为辨证要点。心热移于小肠，则小便短赤涩痛，舌红脉数。方中生地黄为君药，既能清心火，又能养阴液。木通为臣药，利水降火，引热下行，虽属苦寒之品，但与生地黄配伍则利水而不伤阴。竹叶为佐药，既能助君药以清心热，又能助臣药以利水。甘草用

第二章　清热类方

梢者，一可通淋，二可调和诸药，为使药。四药合用，共奏清热为主，利水、养阴为辅的功效。本方现代常用于口腔炎、鹅口疮、小儿夜啼、急性膀胱炎、急性肾盂肾炎等属心经有热或心移热于小肠者。

## 一、主治证辨识

导赤散为心经有热证而设，后世也用于治心热移于小肠之证。该证主要有两类临床表现。一是心经有热表现。心经有热，故心胸烦热；心火上炎，灼伤阴液，故面赤口渴，渴欲冷饮；舌为心苗，心经有热，故见口舌生疮。二是心热移于小肠。心与小肠相表里，心热移于小肠，影响小肠泌别清浊之功能，故小便短赤涩痛。治之既需清心火，又需利水，利水的目的是引心火从小便出，所谓"导赤"即是此意。

## 二、心火上炎之口腔溃疡

口腔溃疡可发生于任何年龄组，但以青壮年多见，其病因多与内分泌紊乱、胃肠功能障碍等有关。中医学认为，舌为心之苗，脾开窍于口，其华在唇，故心脾病变可从口腔上反映出来。心火内炽，心热上炎，故心胸炽热，口渴面赤；心脾素蕴积热，循经上行则舌红、生疮。笔者曾治一例27岁女性病人，患口腔溃疡2年，期间反复发作。近1周前口腔溃疡再次发作，进食、讲话时疼痛，生活极为不便，遂来就诊。就诊时病人面部发红，有灼热感，自诉胸部燥热，口渴，检查口腔，口腔黏膜充血，舌体、唇内侧可见圆形溃疡，表面覆以灰黄色假膜，周围有红晕，有灼痛，舌红脉数。诊为心脾积热证，治宜清心利水，清热生津。拟方导赤散合白虎汤加减：生地黄20g，川木通10g，生甘草20g，淡竹叶10g，生石膏30g，知母10g，车前子15g。水煎服，每日1剂。服用3剂后，口腔疼痛减轻，溃疡面积减小，能进流质饮食，继续服原方1周，症状基本消失。

## 三、心热移于小肠之尿路感染、前列腺炎

心与小肠相表里，故心热移于小肠可影响小肠泌别清浊的功能，导致小便赤涩热痛。导赤散可清热凉血利尿，使心火从小便而泻，所谓引火下行，邪去正自安矣。笔者曾治一例32岁女性尿路感染病人，尿频、尿急、尿痛1周。在当地医院就诊，尿常规检查：白细胞（+++），红细胞（++），诊为尿路感染，予以头孢类抗生素治疗1周，效果不显。就诊时，病人仍有尿频

涩痛，小便黄，排尿时尿道发热，下腹胀满，情绪烦躁，舌红，苔薄黄，脉数。诊为心经有热，热移小肠，蕴结膀胱证，拟导赤散加减：生地黄 20g，木通 10g，生甘草 15g，淡竹叶 10g，山栀子 10g，滑石 10g，车前子 10g，小蓟 20g，白茅根 30g，玉米须 30g。水煎服，每日 1 剂。服用 1 周后，尿频涩痛、小便赤热症状明显减轻，心烦症状有所缓解。上方继续服用 1 周，症状基本消失。

　　笔者曾治一例 38 岁男性前列腺炎病人，病人会阴部坠胀，小便热涩疼痛，尿道时有白色分泌物流出 2 年余，在当地医院诊为前列腺炎，采用内外治疗方法效果不佳。就诊时会阴部坠胀，小便热涩疼痛，伴心烦，失眠，多梦，舌质红，苔黄，脉濡数。证属心经有热，湿热下注。治以清心利湿，解毒泻浊，拟方导赤散加减：生地黄 30g，黄柏 15g，石菖蒲 10g，牛膝 20g，土茯苓 30g，蒲公英 20g，车前子 15g，紫花地丁 20g，川木通 10g，竹叶 10g，丹参 20g，莲子心 10g，生甘草 10g。水煎服，每日 1 剂。另将药渣煎水坐浴会阴部。连服 21 剂后诸症消失，B 超、前列腺液检查各项指标正常，观察 2 个月未见复发。

第二章　清热类方

# 第三章 温里类方

温里类方是以温热药为主组成，具有温里祛寒、回阳救逆，或温经通脉等作用，用于治疗里寒证的一类方剂。属于"八法"中"温法"的范畴。温里类方在使用过程中应注意以下几个方面：一是辨别寒热之真假，如真热假寒者，虽有四肢厥冷，亦不宜使用，误用温里剂，则如火上加油；二是本类方剂多由辛温燥热药组成，每易耗伤阴液，故须中病即止，慎勿过剂，更不宜用于阴虚证。

## 温经散寒止呕之方——吴茱萸汤

吴茱萸汤出自《伤寒论》，由吴茱萸、人参、大枣、生姜组成，具有温中补虚、降逆止呕之功效。主治三类病证：一是胃寒呕吐，见食谷欲呕，或胃脘痛，吞酸嘈杂，舌质淡，苔白滑，脉弦迟弱；二是厥阴头痛，见巅顶痛，干呕吐涎沫，手足逆冷；三是肾寒上逆证。临床以呕吐下利，手足厥冷，烦躁欲死，舌淡脉沉细为辨证要点。方中吴茱萸味辛性热，入肝、脾、胃、肾经，上可温胃散寒，下可温暖肝肾，又能降逆止呕，一药而几经并治，故为君药。重用生姜温胃降逆，以助吴茱萸加强止呕之力，用为臣药。再佐以人参补中益胃，与生姜配伍，以复脾胃之升降，与吴茱萸配伍，又可以除肝寒犯胃；大枣既可助人参以补虚，又可配生姜和胃，并能调和诸药。四药相配，共奏温中补虚、降逆止呕之效，使肝寒去，逆气平，则诸症自除。本方现代常用于慢性胃炎、妊娠呕吐、原发性高血压、闭角型青光眼、神经性呕吐、血管神经性头痛、梅尼埃病等属肝胃虚寒者。

## 一、主治证辨识

吴茱萸汤原为寒性呕吐证而设，可用来治疗三类呕吐：一是胃寒呕吐，二为厥阴肝寒犯胃呕吐，三为肾寒犯胃呕吐。其证虽涉及三经，然病机皆为虚寒之邪上逆犯胃。胃以通降为顺，胃受寒邪，失于和降，故见呕吐、不食、食则欲呕，或胃脘冷痛。厥阴肝经挟胃上行，上入巅顶，其气主升。若肝寒上犯于胃，则呕吐涎沫；上扰清阳则头痛，且以巅顶痛著。肾为水火之脏，肾经受寒则阳气微，阳气不能达于四末，则手足厥冷；寒邪上逆犯胃，则呕；阳失温煦，寒湿下侵，则利；频繁吐利，故烦躁欲死。阳虚寒盛，则舌淡，脉沉弦而细迟。

### 二、肝寒犯胃多伴有头晕、头痛、胃痛

眩晕是以头昏眼花，甚则眼前发黑，感到自己或外界旋转，站立困难，时时欲倒为主要临床表现的病证。它在现代医学中可见于脑动脉硬化、高血压、梅尼埃病、神经衰弱以及某些脑部疾患。其中梅尼埃病又相当于中医学的耳眩晕，为内淋巴积水所致，临床上除眩晕外，往往伴有波动性耳聋、耳鸣，甚至剧烈呕吐，其病机与肝胃虚寒、浊阴上逆所致的吴茱萸汤证相符，临床运用吴茱萸汤治疗有较好效果。笔者曾治一例 43 岁女性梅尼埃病病人，晨起突发头昏目眩，头胀耳鸣，视物旋转，站立不稳，恶心、呕吐，面色苍白，舌质淡，苔薄白，脉弦缓。诊为眩晕，肝寒犯胃证，拟吴茱萸汤加味治疗：吴茱萸 10g，生姜 30g，半夏 10g，大枣 20g，天麻 15g。水煎服，每日 1剂。服药 3 剂后，诸症减轻，再服 7 剂，诸症消失。运用吴茱萸汤治疗虚性眩晕病时可根据临床症状变化适当加减。若伴有肝郁化热症状，如眩晕，头胀耳鸣，面目红赤，急躁易怒，失眠多梦，口干苦，便秘，尿黄，舌红苔黄，脉弦数，加天麻、黄芩、柴胡、石决明；若伴痰湿中阻症状，如眩晕，头重如裹，胸闷泛恶，痰多，嗜睡倦怠，食少，舌苔白腻，脉濡滑，加半夏、白术、豆蔻仁、泽泻；若伴气血亏虚，症见眩晕，遇劳即发或加甚，神疲乏力，少气懒言，面色少华或萎黄，心悸失眠，舌淡红，苔薄白，脉细，加黄芪、当归、川芎；若肾精不足，症见眩晕日久，精神萎靡，耳鸣，健忘，腰膝酸软，发落齿摇，偏阴虚者，五心烦热，舌红少苔，脉细数，加知母、黄柏、熟地黄；偏阳虚者形寒肢冷，阳痿早泄，舌质淡，脉沉细，加肉桂、附子。

偏头痛是神经系统常见疾病之一，为慢性神经、血管紊乱性疾病，发病机制可能与遗传、内分泌、血管因素、神经递质、免疫因素等有关。中医学认为，头为"诸阳之会""清阳之府"，五脏精华之血、六腑清阳之气，皆上注于头，若气血充盈，阴阳升降有常，无非时之感，则无头痛之

疾。足厥阴肝经上行目系，出于前额，与督脉会合于巅顶。若肝经受寒，凝滞肝脉，引起肝胆经脉不利，则可诱发偏头痛，治疗宜温肝补虚，选用吴茱萸汤有较好疗效。临床运用时，一般加全蝎、蜈蚣，意在取其搜剔止痛之功。

浅表性胃炎是慢性胃炎中最为常见的一种类型，其中肝寒犯胃型在临床上较为常见，临床症状除了胃脘部疼痛以外，还有吐涎沫、干呕，或伴有巅顶部冷痛，该证与吴茱萸汤主治证相似，用吴茱萸汤治疗有较好疗效。笔者曾治一例46岁女性浅表性胃炎病人，胃脘痛3个月，在当地医院做胃镜检查，诊为浅表性胃炎，予以相应药物对症处理，效果不好，求治于中医。就诊时，症见胃脘痛，以冷痛、隐痛为主，喜温喜按，经常干呕、头痛，以头顶痛为主，舌质淡，苔薄白，脉沉弦。诊为肝寒犯胃证，拟方吴茱萸汤加减：党参、旋覆花各30g，吴茱萸10g，白术15g，生姜30g，佛手10g，大枣20g，玫瑰花6g，厚朴10g，砂仁6g，炙甘草10g。水煎服，每日1剂。服药1周后症状减轻，随证加减，先后服药30天，症状痊愈。对于该病的治疗，可根据症状变化作适当加减：反酸较明显者，加煅瓦楞子、海螵蛸；嗳气明显者，可加沉香、降香；头晕者，加白术、泽泻、白僵蚕。

## 回阳救逆之方——四逆汤

四逆汤出自《伤寒论》，由炙甘草、干姜、附子组成，具有回阳救逆功效，主治少阴病，心肾阳衰寒厥证，以四肢厥冷、神疲欲寐、呕吐腹痛、舌淡苔白、脉微欲绝为辨证要点。方中附子大辛大热，入心、脾、肾经，可温肾暖脾，壮阳祛寒，且附子走而不守，起效快捷，故为君药。附子起效虽快，但不持久，故又选用性味辛热，守而不走的干姜为臣以温脾散寒，干姜起效虽慢，但药力持久，因此，干姜与附子相配，则起效快捷，药力强劲而持久，所谓"附子无姜不热"之说正是此意。炙甘草之用有三：一是益气补中，合干姜温补脾阳；二是解生附子之毒，缓附、姜之峻，并寓护阴之意，使回阳通寒而无劫阴和致虚阳暴脱之虑；三是调和诸药，并使药力持久，是佐使药。全方药简意赅，可速达回阳救急之功，是一首亡阳虚脱者的急救方剂。本方现代常用于感染性休克、心源性休克、低血容量性休克、胃肠炎吐泻过多等属阳衰阴盛者。

名中医教你开药方 1

### 一、主治证辨识

四逆汤原为阳虚阴盛证而设，临床表现以虚和寒为特征。阳气衰微，不能温养四肢，故见四肢厥冷、脉微欲绝；肾阳衰微，不能温脾，故见呕吐、腹痛、下利清谷、舌淡苔白、脉沉细弱。此为心、脾、肾三经阳衰阴盛之危重症，治之非纯阳之品不能破其阴寒而复其阳气。

### 二、心阳衰微之心动过缓、心力衰竭

心主血脉，心阳衰微，无力推动血行，会导致心动过缓。窦性心律慢于每分钟 60 次称为窦性心动过缓，轻重不一，可呈间歇性发作，多以心率缓慢所致心、脑、肾等脏器血供不足症状为主。轻者乏力、头晕、记忆力差、反应迟钝等，严重者可有黑蒙、晕厥。笔者曾治一例 45 岁女性心动过缓病人，因心悸、气短而到医院检查，心电图提示窦性心动过缓。病人自诉患该病已有 3 年，已经过中西药治疗，疗效时好时坏。近 1 个月，症状加重而前来诊治。就诊时见心悸，气短乏力，汗出，口干欲饮热水，手足发冷，舌淡，苔薄白，脉沉迟弱（46 次 / 分钟）。辨为心肾阳虚证，给予四逆汤加味：制附子15g（先煎），干姜 10g，炙甘草 12g，红参 10g，黄芪 30g，白术 15g，三七5g。水煎服，每日 1 剂。服药 1 周后，病人自诉心悸减轻，脉搏 56 次 / 分钟，又以前方治疗 2 周，各种症状均明显改善，前后服用该加减 2 个月。心悸症状消失，脉搏 68 次 / 分钟。随访 1 年，一切尚可。本方在运用过程中要注意两个方面：一是病机辨识，根据畏寒、手足不温辨为阳虚，气短乏力、脉沉迟弱辨为气虚，又因口干欲饮热水辨为阳虚不化水津；二是药物加减，神疲乏力者，加白术、人参，以益气健脾；口干唇燥者，加五味子、麦冬，以滋阴养阴；汗多者，加五味子、煅龙骨、煅牡蛎，以敛阴止汗；呕吐者，加陈皮、半夏，以理气降逆止呕等。

阳气衰微，不能行血，气虚血瘀，也可导致心力衰竭，该病是由于心肌梗死、心肌病、血流动力学负荷过重、炎症等因素引起的心肌损伤，造成心肌结构和功能的变化，最后导致心室泵血或充盈功能低下。临床主要表现为呼吸困难、乏力和水液潴留。慢性心力衰竭以四逆汤加益气回阳救逆治疗有较好效果。笔者曾治一例 68 岁男性慢性心力衰竭病人，既往有糖尿病史 10年，近 1 周来，夜晚睡眠时，气促、喘息不能平卧。病人自诉，1 年前曾有类似症状，在当地医院住院，诊断为心脏衰竭，经治疗后，症状有所缓解，但

时有发生。近 1 周，白天气促症状不明显，活动后发生，每到晚上，症状加重，喘促胸闷不能平卧，凌晨 3 点到 5 点时间段最为明显，面色略黑，唇紫暗，怕冷，双下肢轻度水肿，舌苔白，质淡，脉沉细，尺脉为甚。诊为胸痹，属肾阳不足，寒凝血瘀证，治以益气温阳，活血化瘀为法，拟四逆加减：制附子 15g（先煎），干姜 10g，肉桂 3g，炙甘草 10g，丹参 20g，砂仁 5g（后下），党参 30g，白术 15g，茯苓 15g，川芎 10g，五味子 10g，黄芪 30g，补骨脂 20g。水煎服，每日 1 剂。服药 1 周后，病人自诉，胸闷气促、不能平卧症状明显好转，尤其入夜后不再害怕睡觉。效不更方，前方制附片加量至 20g，服用 2 周，服药后，入夜再无出现喘憋症状，基本如常，双下肢水肿消退，唇紫暗减轻，前方去砂仁，继续服用 1 个月，身体无明显不适，可以正常工作。

当代山西名老中医李可在其医案中记载，曾救治一例 60 岁垂死老妇，病人四肢冰冷，测不到血压，摸不到脉搏，仅心口微湿，呼吸心跳未停，遂破格重用附子 150g 于四逆加人参汤中，武火急煎，随煎随喂，1 小时后终于起死回生。按现代药理实验研究，附子武火急煎 1 小时内，正是其毒分解的高峰。由此悟出，对垂死的心衰病人而言，附子的剧毒，正是救命的仙丹。李可自诉一生所用附子超过五吨之数，经治病人在万例以上，垂死病人有 24 小时用附子 500g 以上者，从无一例中毒。

## 温经散寒通络之方——当归四逆汤

当归四逆汤出自《伤寒论》，由当归、桂枝、白芍、细辛、炙甘草、通草、大枣组成，具有温经散寒、养血通脉之效，主治血虚寒厥证，以四肢冷痛、脉沉细为辨证要点。方中当归气味浓厚而性走窜，既能养血活血，又能温经散寒，在方中起主导作用，为君药。桂枝温经通脉，以祛经脉中客留之寒邪，为臣药。白芍滋阴养血，与当归相配，补益营血之力得以增强；细辛通达表里，散寒止痛，与桂枝相伍，温经散寒之力得以增强，通草通经脉，以畅血行，三药均为佐药。重用大枣以助归、芍之养阴血，又可防桂枝、细辛之燥烈太过；甘草调和诸药，配大枣并可益气健脾，共为使药。诸药合用，共奏温经散寒、养血通脉之功效，使阴血充，客寒除，阳气振，经脉通，则手足温而脉亦复。本方现代常用于血栓闭塞性脉管炎、雷诺病、风湿性关节炎、冻疮、子宫内膜异位症、小儿麻痹症等属血虚寒凝者。

## 一、主治证辨识

当归四逆汤原主治"手足厥寒，脉细欲绝者"。此证系因素体血虚，感受外寒，寒邪侵犯经脉，以致寒阻阳气，不能温煦四末，故见手足厥寒，脉细欲绝。阳虚血弱，寒凝经脉，血行不畅，不通则痛，故可表现为腰、腿、股、足、肩臂疼痛，或肢冷与疼痛并见。脉虽沉细，但不见下利清谷，腹痛吐涎，可知其寒不在脏腑，而在经脉。本证以冷痛为特征，病变部位多在四肢、关节，寒凝冲任二脉，女性病人也可出现下腹痛、痛经等症。

## 二、寒凝冲任二脉之子宫内膜异位症

中医学认为，冲为血海，任主胞胎，冲任二脉与妇女胞宫密切相关，如果冲任二脉受寒，"寒则血凝泣"，阳气亏损，寒邪内凝，冲任之脉失其调畅，则经水无法畅行，不通则痛，发为痛经。又如《妇人大全良方》曰："若经道不通，绕脐寒疝痛彻，其脉沉紧，此由寒气客于血室，血凝不行，结积血为气所冲，新血与故血相搏，所以发痛，譬如天寒地冻，水凝成冰"。当归四逆汤温经散寒，养血通脉，对该类病证有较好疗效。在以腹痛为主症的妇科疾病中，子宫内膜异位症目前很常见，以疼痛为最主要、最常见的临床表现，包括痛经、盆腔痛及性交痛等，疼痛部位多在下腹部正中及腰骶部，呈坠胀痛，并进行性加重，严重地影响妇女的健康和生活质量。笔者采用当归四逆汤治疗该病取得较好疗效。曾治一例 38 岁女性子宫内膜异位症病人，自诉行经前后小腹冷痛半年，在当地医院诊为子宫内膜异位症，曾以孕三烯酮等治疗，效果不显。就诊时，小腹冷痛，得温痛减，伴经血量少，色暗有块，畏寒肢冷，面色青白，乏力，严重时面色苍白，大汗出，舌紫暗或有瘀点，苔白腻，脉沉紧。诊为寒凝冲任证，拟当归四逆汤加减：当归 20g，桂枝 10g，白芍 15g，细辛 6g，炙甘草 10g，通草 10g，大枣 8 枚，乌药 10g，熟附子 10g，生姜 10g。水煎服，每日 1 剂。服药 1 周后症状减轻，继续用该方加减治疗 2 个月，症状痊愈。

## 三、寒凝四肢经络之肩周炎、糖尿病周围神经病变

寒邪侵犯四肢经络、关节，血脉凝滞，不通则痛，临床会出现四肢、关节疼痛症状，伴有关节活动受限，屈伸不利。其中肩关节受寒，导致肩关节功能障碍，与肩关节周围炎（简称肩周炎）发病相似。肩周炎是中老年人的

常见病，好发于 50 岁左右的人，故常称为"五十肩"，主要表现为肩关节疼痛及关节僵硬。肩关节是人体全身各关节中活动范围最大的关节。其关节囊较松弛，关节的稳定性大部分靠关节周围的肌肉、肌腱和韧带的力量来维持。由于肌腱本身的血液供应较差，而且随着年龄的增长而发生退行性改变，加之肩关节在生活中活动比较频繁，周围软组织经常受到来自各方面的摩擦挤压，故而易发生慢性劳损。笔者用当归四逆汤治疗该病，取得较好疗效。笔者曾治一例 51 岁的男性肩周炎病人，肩部疼痛 3 个月，起初肩部呈阵发性疼痛，1~2 周发作一次，多数为慢性发作，以后疼痛逐渐加剧，为钝痛，且呈持续性，遇天气变冷或劳累后疼痛加重，疼痛可向颈项及上肢（特别是肘部）扩散，当肩部偶然受到碰撞或牵拉时，常可引起撕裂样剧痛，肩痛昼轻夜重，舌质暗，苔薄白，脉沉涩。诊为寒凝经络证，拟方如下：当归 30g，白芍 15g，桂枝 15g，细辛 6g，木通 10g，黄芪 30g，炙甘草 10g，大枣 20g，全蝎 10g，乌梢蛇 30g，姜黄 10g，桑枝 10g，羌活 10g。水煎服，每日 1 剂。服药 1 周后，病人症状好转，继续以本方加减服用 21 剂，诸症消失。在临床运用该方，可根据病人症状变化，做相应加减。颈项强痛者，加葛根；手指麻木者，加全蝎、乌梢蛇；风邪较重者，加威灵仙、防风；疼痛固定者，加丹参、姜黄。

糖尿病周围神经病变是在糖代谢紊乱基础上由多种因素共同作用产生的周围神经功能症状和体征。临床主要表现为对称性疼痛和感觉异常，下肢症状较上肢多见。异常感觉有麻木、蚁走虫爬、发热、触电样感觉，往往从远端脚趾上行达膝上，病人有穿袜子与戴手套样感觉。感觉障碍严重的病例可出现下肢关节病及溃疡。痛呈刺痛、灼痛、钻凿痛，似乎在骨髓深部作痛，有时剧疼如截肢，呈昼轻夜重。有时有触觉过敏，甚则不忍棉被之压，须把被子支撑起来。当累及运动神经时，肌力常有不同程度的减退，晚期有营养不良性肌萎缩。周围神经病变可双侧，可单侧，可对称，可不对称，但以双侧对称性者多见。中医认为，本证主要由消渴病经久不愈，使正气受损，血气日衰，血行无力，脉络失于温煦，寒凝血瘀，经络阻滞不通所致。用当归四逆汤治疗有较好效果。笔者曾治一例 57 岁的男性糖尿病周围神经病变病人，其患 2 型糖尿病 10 年，口服降糖药治疗，血糖控制不理想，自己也未按时检查血糖，近 1 个月来，自觉双下肢有麻木、蚁走虫爬、触电样感觉，体倦乏力，畏寒，四肢特别是双下肢发冷，舌质淡，苔白，脉沉细。诊为寒凝经络证，拟当归四逆汤加减：当归 15g，桂枝、通草各 10g，芍药 9g，甘草 6g，大枣 5 枚，细辛 3g，鸡血藤 20g，补骨脂 20g。水煎服，每日 1 剂。服药 1 周后，症状缓解，根据临床症状变化，用该方加减，治疗 4 周，症状痊愈。应用当归四逆汤治疗糖尿病周围神经病变，可根据不同的证候特点进行相应的加减：如病人偏于下肢痛甚者，在原方基础上加姜黄、怀牛膝、木瓜等；上肢痛甚者，加桑枝、秦艽、羌活等；腰部疼痛明显者，加杜仲、续断、狗脊等；肢体厥冷甚者，加附子、肉桂、干姜等；血虚寒凝明显者，重用黄芪，加鹿角胶、黄精等；血瘀阻络甚者，加鸡血藤、蜈蚣、水蛭等。

# 温卫和营通络之方——黄芪桂枝五物汤

黄芪桂枝五物汤出自《金匮要略》，由黄芪、白芍、桂枝、生姜、大枣组成，具有补气温阳、和血通痹的功效，主治血痹证，以肌肤麻木不仁、乏力恶风、脉弱无力为辨证要点。方中以甘温之黄芪为君，益气固表。臣以辛温之桂枝，一则温助卫阳，疏散风邪；一则温通经脉，温散行血。黄芪、桂枝相伍，共奏益气扶阳、和血通痹之效，桂枝得黄芪，振奋卫阳之力得以增强，黄芪得桂枝，固表而不留邪。白芍养血，与桂枝相伍，共奏调和营卫、和血通痹之效，也为臣药。生姜、大枣养血益气，以助芪、芍之力，姜、枣相伍，又能调和营卫，扶阳祛风，共为佐使。诸药相伍，共奏补气温阳、和血通痹之效。本方现代常用于多发性神经炎、皮肌炎、股外侧皮神经炎、血栓闭塞性脉管炎、吉兰-巴雷综合征等属于营卫不足，邪客血脉者。

## 一、主治证辨识

黄芪桂枝五物汤是张仲景专为血痹而创制的一首方。血痹的病因，张仲景认为是养尊处优之人，肌肤虽丰腴，而筋骨却脆弱，气血营卫不足，动则汗出，汗出则阳气更虚，稍为感受风邪，则可因血行不畅而出现肌肤麻木不仁。卫气虚弱，腠理不固，故易汗出。舌淡苔白，是气虚之征象。邪滞血脉，血行不畅，故脉涩而紧。本证在辨识注意两点：一是虚，病人或是病后、产后气血不足，营卫虚损；二是临床主要表现为四肢麻木，严重者可伴有疼痛。

## 二、产后气血亏虚之产后身痛

产褥期间出现肢体关节酸楚、疼痛、麻木、重着感者，称为"产后身痛"。其主要的发病机制为产时、产后失血过多，营血亏虚，四肢百骸、筋脉关节失于濡养，风寒湿邪乘虚侵入，痹阻关节经络，使气血运行不畅，瘀滞而痛。黄芪桂枝五物汤补气温阳，和血通痹，对该症有较好效果。笔者曾治一例 35 岁女性产后身痛病人，其 2007 年 10 月 9 日顺产一个男孩，产后一两天就觉得周身发凉，由于对孩子疼爱，病人整个月子里都长期抱着孩子，奶水不足，经常夜里起来给孩子冲奶粉。满月后不久，病人突然浑身疼痛，尤其是腰背、腿，时轻时重。就诊时，全身上下自觉发凉，尤其是腰腿部凉得厉害，体倦乏力，产后已 4 个多月，不能干活，稍一活动就觉累，一累就痛得厉害，舌质淡，苔薄白，脉沉细。诊为血虚受寒，经脉凝滞，拟黄芪桂枝五物汤加减：黄芪 30g，白芍 15g，桂枝 15g，生姜 10g，大枣 20g，细辛 6g，当归 15g，川芎 15g，炙甘草 10g，独活 15g。水煎服，每日 1 剂。服药 1 周后，病人觉得恶寒减轻，疼痛缓解，效不更方，连服 3 周，诸症消失。根据临床经验，笔者在运用该方时，常依病人具体病情，随证加减：血虚明显者，加何首乌、枸杞子；上肢痛明显者，加防风、姜黄、羌活；下肢痛明显者，加独活、怀牛膝；腰背疼痛、腰膝酸软、足跟痛者，加杜仲、续断、狗脊、桑寄生；痛如针刺者，加桃仁、红花、丹参。

### 三、久病必虚，久病必瘀之糖尿病足

糖尿病是终身性疾病，久病必虚，久病必瘀，该病后期多出现气血亏虚，瘀血阻滞，影响大小血管、神经系统等，导致各种并发症。其中糖尿病足是常见的并发症之一，该病是由综合因素引起的足部疼痛、皮肤深溃疡、肢端坏疽等病变的总称，因糖尿病足造成截肢者是非糖尿病病人截肢的 5~15 倍，每年的截肢病人中糖尿病病人约占 50%。糖尿病足也是糖尿病病人致残、致死的主要原因之一。糖尿病足初期治疗效果较好，如已出现溃疡和感染，预后较差。糖尿病足早期症状主要表现为感觉改变，通常呈袜套样感觉，首先累及肢体远端，然后向近端发展。常有轻触觉、本体感觉、温度觉和疼痛感知的共同减弱。自主神经受累表现为足部皮肤排汗、温度及血运调节功能丧失，病人感觉下肢特别是足部冷痛、麻痹感。笔者曾治一例 45 岁女性糖尿病足病人，患 2 型糖尿病 10 年，口服降糖药二甲双胍，血糖控制不理想，病人平时也较少监测血糖，近 1 个月以来，自己感觉下肢发凉、麻木，有酸胀感，有时会用疼痛，遇寒加重，遇暖稍减，间歇跛行。就诊时，病人空腹血糖、糖化血红蛋白基本正常，病人下肢局部皮温下降，皮肤颜色苍白，双足出现散在性瘀斑，伴患足部疼痛，走路时因足痛，表现为间歇性跛行，查体时可

名中医教你开药方 1

发现足背及胫后动脉搏动减弱或几乎消失，舌质淡，苔薄白，脉沉涩。诊为糖尿病足，辨证为血虚寒凝，经络不通。拟方如下：黄芪 30g，白芍 15g，桂枝 15g，生姜 10g，大枣 20g，细辛 6g，当归 15g，川芎 15g，炙甘草 10g，熟附子 15g，鸡血藤 20g，白僵蚕 10g，蜈蚣 1 条，威灵仙 15g，地龙 10g。水煎服，每日 1 剂。服药 1 周后，病人症状有所减轻，继续服用 3 个月，症状全部消失。在临床运用本方时，可适当加用虫类药，用其走窜之性，通经活络。

四、寒凝肌肤之荨麻疹

寒冷性荨麻疹是物理性荨麻疹中最常见的一种，可见于任何年龄。有家族性和获得性两种，前者属常染色体显性遗传，出生后或早年即可发病，可持续终生，后者多见于女青年。本病特点是接触冷水或其他冰冷物质后，受冷区出现瘙痒性水肿和风团，半小时至 1 小时可消失，多发于露出部位如颜面和手部，严重者其他部位亦可受累，口、舌、咽部等黏膜部遇冷食物或冷饮亦可发生水肿。该病与黄芪桂枝五物汤主治证相似，临床运用该方治疗有较好效果。笔者曾治一例 27 岁男性荨麻疹病人。病人平时恶风、怕冷，每遇天气变冷或进入空调房即出现荨麻疹。就诊时，症见四肢、躯干散在白色风团，瘙痒，皮损无定形，手足触之冰冷，舌质淡，苔薄白，脉缓。诊为荨麻疹，证属气虚卫外不固，营卫不和，治宜益气温阳，调和营卫，拟方黄芪桂枝五物汤加减：黄芪 30g，白芍 15g，桂枝 15，当归 10g，防风 10g，荆芥穗 10g，生姜 3 片，大枣 5 枚。水煎服，每日 1 剂。3 剂后，瘙痒减轻。守方再进 7 剂，皮损痊愈，症状全消。

# 第四章  和解类方

和解类方是指有和解少阳、调和肝脾、调和寒热、表里双解等作用，用于治疗少阳病、肝脾不和、寒热错杂、表里同病的方剂。属于"八法"中"和法"的范畴。和解剂原为伤寒邪入少阳而设，少阳属胆，位于半表半里，既不宜汗法，又不宜下法，更不能用吐法，惟有和解一法最为恰当。此外，肝胆相表里，胆经发病会影响及肝，肝经发病亦会影响及胆；并且肝胆发病又可影响及脾胃，导致肝脾不和。此外，少阳病的发病过程中，又可因误治导致中气虚弱、寒热互结。此外，表证未除，里证又急者，仅治其表则里证不去，仅治其里则外邪不解，惟表里双解法最为贴切。

## 和解少阳之总方——小柴胡汤

小柴胡汤出自《伤寒论》，由柴胡、黄芩、人参、甘草、半夏、生姜、大枣组成，具有和解少阳的功效，主治少阳病、妇人热入血室证以及疟疾、黄疸等病而见少阳证者，以往来寒热、胸胁苦满、苔薄白、脉弦为辨证要点。方中柴胡苦辛微寒，透泄与清解少阳半表之邪，使半表之邪得以外泄，并能疏利枢机，为君药。黄芩苦寒，清泄半里之邪，令胆热得以内泄，为臣药。两药相伍，共奏和解少阳之效。胃气不和，故用半夏、生姜和胃降逆；邪之所以从太阳传入少阳，缘于正气本虚，故用人参、大枣益气健脾，参、枣相伍，既可与柴胡配伍以助少阳升发之气，祛邪外出，又可与生姜配伍以防邪内传太阴，以上四药共为佐药。炙甘草助参、枣之扶正祛邪，为使药。本方现代常用于病毒性肝炎、流行性感冒、胆汁反流性胃炎、急性腮腺炎合并睾丸炎、疟疾、急性乳腺炎等属于少阳证者。

## 一、主治证辨识

小柴胡汤是治疗邪犯少阳的代表方。少阳属半表半里，邪入少阳，邪正相争，正胜则拒邪出于表，邪胜则入里并于阴，故见往来寒热；邪犯少阳，经气不舒，故见胸胁苦满，邪由表入于少阳，郁而化热，胆火上炎，故见心烦，口苦咽干，目眩；胆热犯胃，胃气不和，故神情默默，不欲饮食，喜呕。此时，邪不全在表，非汗法所宜，辛温发汗则邪热更甚；病邪又不全在里，又非下法所宜，苦寒泻下则伤脾阳；也不能用吐法，否则会伤及胃气，使邪陷心下。因此，只能采用和解少阳之法。小柴胡汤也被称为"三禁汤"，其"三禁"即禁汗、禁吐、禁下。对该证的辨识要注意以下两个方面：一是病位在少阳，少阳为枢机，邪犯少阳，枢机不利，气机不畅贯穿发病全过程；二是临床症状可在兴奋和抑制两类之间变化，如寒热往来、躁狂和抑郁等。

## 二、少阳枢机不利之躁狂抑郁症

少阳为枢机，有调节情志的作用，少阳气机通畅，则心情舒畅、情绪正常，少阳枢机不利可导致情志不畅、抑郁，气有余便是火，若郁而化火则表现烦躁易怒。本证中病人情绪多在兴奋和抑制这两类之间变化，躁狂抑郁症即有类似表现。该病也称为情感性精神病。病状主要为人的情绪过度的高涨或过度的低落，其思维和行为随之相应地改变。该病发病期间表现为情绪高涨时称为躁狂，表现为情绪低落时称为抑郁。小柴胡汤疏胆和胃，调畅气机，对该病有较好治疗效果。笔者曾治一例14岁女性中学生病人，平时性格内向，不喜欢同周围同学交往，学习成绩一贯优良。近半年来，父母离异，情绪受到影响，学习成绩下降，逐渐精神萎靡，少言寡语，偶尔遇到同学善意的玩笑或无意的冲撞，则会暴躁易怒，甚至出现打骂对方的情况。在当地医院诊为躁狂抑郁症，休学治疗，服抗精神病药物治疗一个多月，病情有所好转，但躁狂症每周发作一次，也出现肥胖、流涎等药物不良反应，遂转中医治疗。就诊时，症见精神呆滞，眼神不宁，少言寡语，夜寐不安，时而烦躁，甚则夜间出走，食纳少，舌质红，苔黄白厚腻，脉弦滑稍数。处方：柴胡 10g，党参 20g，黄芩 10g，黄连 3g，法半夏、郁金各 10g，茯苓 15g，枳壳 10g，竹茹 15g，陈皮 5g，石菖蒲、远志各 10g，虎杖 15g，胆南星 6g。水煎服，每日1 剂。服药 10 剂后，精神状态有明显好转，食纳增加，夜能安睡，遂守原方加甘麦大枣汤等，连续治疗近 3 个月后复学，成绩逐渐上升，观察半年，病未复发。

### 三、少阳枢机不利，阳不入阴之失眠

中医学认为，阳气自动而静，则寐；阴气自静而动，则寤。不寐者，病在阳不交阴也。阳护于外，阴守于内，通过少阳枢机运转而阴阳交配。若少阳枢机不运，乃使表里开阖无度，气血运行紊乱而阳气不交于阴，则会出现失眠。小柴胡汤为调畅少阳枢机之专方，用于少阳枢机不利所致失眠有较好效果。笔者曾治一例 46 岁的女性病人，自诉失眠已有 10 年，病初为入寐困难，无论睡的时间多长，只要听见有轻微脚步、门响、说话等声，必然会被扰醒，醒后不能再寐，家人平时在她睡眠时蹑手蹑脚，害怕影响她睡眠。病人每日睡眠不足 3 个小时，有时整夜不眠。多方诊治，但效果均不理想。近 1 个月来尤为严重，连日不眠，终日苦不堪言，精神状况尚可，纳呆，常伴恶心，仍能坚持工作，舌质红，苔白腻，脉弦。拟方：柴胡 24g，半夏 10g，黄芩 10g，党参 20g，炙甘草 6g，生姜 5 片，大枣 20g，龙骨、牡蛎各 30g。病人对治愈已失去信心，看我开的方都是些普通药，以前也吃过，所以将信将疑取药而去。服药 3 剂后，病人一早过来，面带喜色，说服药后，现在已经能睡 4~5 个小时，但醒后精神疲惫，仍有睡意。效不更方，仍宗前方，连服 21 剂，病人每晚能睡 5~6 个小时，醒后精神状态较佳，病证痊愈。

### 四、少阳枢机不利，阴阳不交接之春季发热

春季乃阴阳交替之时，此时如果阴阳之气能顺利交接，人则不病，否则会出现诸多病理变化。这些病变的一个特征就是疾病定时发作。笔者曾治一例 30 岁女性病人。病人曾于三年前患急性风湿热，经抗风湿治疗，症状消失。此后，每年春季二三月间则发热，体温最高时达 39℃。今年 3 月份再次发作，症见发热恶寒交替发作，口苦咽干，胃口差，经常恶心，头晕，尿少色黄，体温 38℃，舌质红，苔薄黄，脉弦数。处方：柴胡 24g，黄芩 12g，半夏 10g，党参 30g，甘草 6g，薄荷 10g，生姜 5 片。水煎服，每日 1 剂。服 7 剂后，身有微汗，体温降至正常。为巩固疗效，继服原方 7 剂，未再发热，诸症消失。春季发病，亦正当肝胆升发之时，升发不及，则气郁而发热。小柴胡汤乃和解少阳之主方，一方面能升发肝胆之气；另一方面能通过转运少阳枢机而起到顺接阴阳的作用。

# 透邪解郁之方——四逆散

四逆散出自《伤寒论》，由甘草、枳实、柴胡、芍药组成，具有透邪解郁、疏肝理脾的功效，主治阳郁四逆证，以手足不温、胁肋脘腹疼痛、脉弦为辨证要点。方中柴胡辛、苦，微寒，既能升发阳气，又能疏肝解郁，为君药。本方证的病位主要在肝，肝为刚脏，故又选用白芍为臣药，其作用有二：一是养肝血，敛肝气，与性喜升发的柴胡相伍，一散一敛，既可增强条达肝气的作用，又可使柴胡无升发太过之弊；二是柔肝止痛，与枳实相伍，能调理肝脾。枳实为佐，理气破结，与柴胡相伍，一升一降，加强调畅气机之效。使以甘草，缓肝之急。药仅四味，但由于选药贴切，兼之彼此间的配伍既能相反相成，又能相辅相成，故能取得疗效。本方现代常用于慢性肝炎、慢性胆囊炎、肋间神经痛、胃及十二指肠溃疡、慢性胃炎、输卵管阻塞等属于肝郁者。

## 一、主治证辨识

四逆散原方主治阳郁四逆证。本证因受外界因素的影响，肝气不畅，导致人体气机郁遏，阳气内郁，不能达于四肢，故见四肢逆冷。肝气郁结，疏泄失常，木来乘土，故或见脘腹疼痛，或见泄利下重等症。四逆散原方主治证中，除"四逆"外，还有"咳""悸""小便不利""腹中痛""泄利下重"等症，这些均是或然症，只有"四逆"才是本方证的用方要点、必然症。四逆散之"四逆"是指四肢发冷，但与四逆汤之"四逆"有所区别：首先在部位上，四逆散之"四逆"以手腕、膝关节以下明显；在病机上，四逆散之"四逆"是由于阳气内郁不得宣通，末梢不得温煦所致，与四逆汤主治证阳气衰微的病机有所区别。另外，四逆散之逆冷除了四肢末梢发冷之外，其他末梢部位也都会有相应的病变出现。如在面色上，常常为晦暗无光泽，或者淡青色；在手色上，常见手掌和手指颜色明显加深；在脉象上，一般初按似无，按之良久则会发现越来越有力，而并非脉微欲绝的四逆汤证的"四逆"；在汗出上，因为末梢循环不畅，所以平素汗出较少，或者很难出汗；其他还有鼻尖、耳尖发凉，容易鼻塞流涕，精神因素性阳痿等症状。"四逆"症状的改善与否，也是判断本方能否取效的重要标准。根据方证对应原则，不拘泥于疾病的种类，只要方证相应，有是证则用是方，均可取得满意疗效。现举该方治验案例四则与同道共享。

肝主疏泄，调畅全身之气机，肝主情志，情志不畅，会影响全身的气机。人体气机贵在流通，不通则痛，气为一身之统帅。若人不能顺应自然、适应社会，学会与自然、社会和谐相处，调畅情志，一旦抑郁，轻则气滞出现身体胀满不适，呃逆嗳气，重则气滞引起血瘀，出现疼痛，神志障碍等各种症状。津血同源，气能行津，气不通调，久不愈还可引起水液代谢失常，出现头晕、小便不畅、肿胀等。气滞可化热，出现口苦、口干、无名烦躁等，还可引起津液停滞化为水饮，日久不愈，气血水均不通可致囊肿、癥瘕等。金元四大家之一的朱丹溪提出："气血冲和，万病不生，一有怫郁，诸病生焉。"

## 二、肝郁犯胃之胃脘痛

肝为五脏之贼，肝气郁滞可侵犯各个脏腑，其中最易受到影响的是胃。肝气犯胃，胃失和降，会出现肝胃不和证，四逆散对该证有较好疗效。笔者曾治一例 60 岁的女性病人，胃脘胀痛 3 年多，曾在当地医院做胃镜检查，诊断为慢性萎缩性胃炎，服用多潘立酮及抑酸西药后略有缓解，但经常复发，也曾服用补中益气丸等，效果不显。近日来，疼痛加重，遂来我处就诊。就诊时，自诉胃脘持续胀满，疼痛，胃口差，伴胃脘部有攻撑和烧灼样感觉，嗳气，无反酸，无恶心，伴有失眠，每晚只能睡 2~3 个小时，有时彻夜不寐，头晕，神疲乏力，身痛，手脚发凉，小腿经常抽筋，大便 4~5 日一行，便质干，小便正常，舌淡红，苔薄黄，脉沉弦。诊为肝胃不和证，拟四逆散加味。处方：柴胡 10g，枳壳 15g，白芍 15g，生甘草 10g，蒲公英 30g，酸枣仁 30g，茯苓 15g，黄连 10g，吴茱萸 6g，川芎 15g，白扁豆 20g，山药 30g，砂仁 6g。水煎服，每日 1 剂。服药 1 周后，胃胀灼痛十去其三，食量略增，每夜能睡 2 个小时左右，手足较前容易转温，大便 2~3 日一行，便质仍干，舌脉同前。继续服 2 周，睡眠改善明显，每夜能睡 3~4 个小时，神疲乏力好转。本证最初服用补中益气丸无效，因为该证并非单纯气虚证，而是气郁证（即四逆散证）和郁热证（胃脘有胀满烧灼疼痛感，舌苔薄黄），郁热不除，纯补无益，故方用四逆散理气和胃。因气郁日久，多有化热倾向，故方中用黄连和蒲公英清胃火。现代药理研究也表明，蒲公英有杀灭幽门螺杆菌的作用，可以作为使用蒲公英的一个参考。

## 三、肝郁筋痿之性功能障碍

肝主筋，男性生殖器为宗筋之会，肝郁筋痿可导致男性性功能障碍。笔者曾治一例 36 岁男性阳痿病人，病人为大学教师，平时喜好运动，但性格文静、不喜欢交际，近两年来，性功能逐渐低下，性欲下降，勃起困难。多方求治，自己服用了很多温肾壮阳药物，效果不显。就诊时，性功能障碍，不能正常性交，口干，经常有腹痛，胸部烦闷，手脚经常发冷，舌质淡红，苔薄白，脉弦。诊为肝郁筋痿证，拟四逆散加减：柴胡 24g，白芍 15g，枳实 15g，炙甘草 6g，蜈蚣 2 条，茯苓 15g，紫苏梗 15g，桂枝 10g，生姜 9g，大枣 20g，补骨脂 20g。水煎服，每日 1 剂。服用 1 周后，病人自觉症状缓解，连续服 1 个月，症状痊愈。

### 四、肝郁脾虚之消渴

糖尿病，中医称为消渴，以多饮、多尿、多食、身体消瘦为特征，但 2 型糖尿病往往以多饮、多尿、体倦乏力为特征，按中医辨证，多由脾虚不能运化津液所致。肝郁犯脾，脾失健运，津液运化失常，可出现消渴，四逆散对 2 型糖尿病属此证者有较好疗效。笔者曾治一例 45 岁男性糖尿病病人。病人为出租车司机，已患 2 型糖尿病 4 年，除经饮食、运动控制外，口服降糖药二甲双胍治疗，血糖控制尚可，后因担心西药的不良反应，自行停药半年，逐渐出现多饮多尿、头晕、体倦乏力等症。检测空腹血糖 13.3mmol/L，尿糖（++），尿酮体弱阳性。病人形肥体硕，舌苔薄腻，舌质偏红，脉来弦缓。诊为肝郁脾虚湿热证，拟四逆散加减：苍术 30g，玄参 15g，灵芝 15g，黄连 10g，白僵蚕 10g，柴胡 15g，枳壳 15g，生牡蛎 30g（先煎），生黄芪 30g，黄精 15g，天花粉 30g，地骨皮 20g，白芍 10g，石榴皮 20g。水煎服，每日 1 剂。服药 1 周后，空腹血糖降至 9.9mmol/L，尿糖（+），多饮、多食、多尿症状显著减轻。续拟原方加党参 30g，荔枝核 30g，苦瓜干 20g，服用 3 周。后尿糖为阴性，空腹血糖 7.2mmol/L，诸羔悉平，纳便自调。随访半年，血糖、尿糖量均在正常范围。在治疗 2 型糖尿病时，在辨证使用四逆散的基础上，往往采用辨病和辨证相结合的方法，加用降糖四药"苍、玄、连、萸"以祛湿泻热、化浊生津，颇有桴鼓之效。

### 五、肝郁阳气不达四肢之四肢发冷

笔者曾治一例 26 岁男性病人，因入职体检，做血生化检查，发现肝功能异常，谷丙转氨酶（ALT）100U/L，谷草转氨酶（AST）113U/L，乙肝两对半阴性，无其他明显不适，因担心就业受影响，心中惴惴不安，前来就诊，希望短时间能恢复肝功能指标。自诉手脚经常发冷，余无其他不适，舌质淡，苔白腻，脉弦滑。诊断肝郁气滞证，拟四逆散加减：柴胡 10g，白芍 15g，枳壳 15g，白术 15g，厚朴 10g，半夏 10g，紫苏梗 15g，陈皮 5g，绵茵陈 30g，五味子 10g，炙甘草 6g。服药 2 周，重新检查肝功能，均已降至正常范围，手脚经常发冷也有明显好转。

四逆散可用于治疗肝郁所致的各类病证，临床运用该方时，可根据临床症状变化而加减：若阳热内郁，外感寒热不显或微有寒热者，可酌加杏仁、连翘、紫苏叶；内伤积重者，加山楂、大黄；泻利者，加滑石、砂仁、车前子；虫积者，加莪术、大黄、黄连；气滞作痛者，加桂枝、陈皮、香附、乌药、薤白等；伴口苦口干化热甚者，加黄芩，合小柴胡汤意；伴停水者，合五苓散；气水血同病，轻者合当归芍药散，重者再合桂枝茯苓丸；瘀阻重者，还可加失笑散、三棱、莪术等；兼气滞咽喉不利者，合半夏厚朴汤；伴女性盆腔炎、腹痛、腰痛，可合薏苡附子败酱散以温散行气、化湿止痛。

## 体用并治之方——逍遥散

逍遥散出自《太平惠民和剂局方》，由甘草、当归、茯苓、白芍、白术、柴胡、薄荷、生姜组成，具有疏肝解郁、健脾养血的功效，主治肝郁脾弱血虚证，以胸胁隐痛、郁郁寡欢、神疲食少、月经不调、舌淡苔白、脉弦虚为辨证要点。方中柴胡为君药，疏肝解郁，使肝气得以条达，适肝之所喜，为君药。肝藏血，体阴而用阳，故又选用性寒酸敛之当归、白芍，一养一疏，正符合肝"体阴用阳"之性，共为臣药。白术、茯苓、甘草益气健脾，既可使营血生化有源，又可使土实以抑木乘，此即"见肝之病，知肝传脾，当先实脾"之意，共为佐药。薄荷芳香，疏畅肝脾之郁滞，生姜醒胃，助苓、术之健脾，以上两药共为使药。诸药合用，补肝体而助肝用，实脾土而抑肝木。本方现代常用于慢性肝炎、胃及十二指肠溃疡、经前期综合征、乳腺小叶增生、更年期综合征、子宫肌瘤等属于肝郁脾弱血虚者。

### 一、主治证辨识

逍遥散原方主治肝郁脾虚血虚证。肝脏的特点为"体阴用阳"，性喜条达舒畅，若有情志不遂，肝气不能条达，则见胸胁隐痛，郁郁寡欢，或乳房作胀，或月经不调；肝木乘脾土，肝郁犯脾，脾胃虚弱，则见食欲不振而脉弦；

脾主运化，为后天之本，脾虚则生化不足，可致肝血不足，故见眩晕，神疲，舌淡脉虚。对本证的辨识要注意以下三个方面：一是肝气郁滞，以情绪不畅和肝经循行之处疼痛为主证；二是脾胃虚弱，以纳呆、体倦乏力为特征；三是血虚，以肝血不足，头晕、失眠为特征。这三类症状可相互影响，但往往以某一类症状为主，临床用方时抓住其主症，灵活用方。

### 二、脾胃虚弱为主之体虚感冒

卫气是具有防御功能之气，运行于肌肉皮肤之间，有抵御外邪入侵之功能。卫气主要来自脾胃运化的水谷精微，由水谷精微中慓悍滑利的部分所化生。卫气出于中焦，在肺的宣化作用下，附行于经脉之外，布散于全身，外而肌腠皮毛，内而胸腹脏腑。主要有护卫肌表，防御外邪入侵，驱邪外出之功。当脾胃虚弱，卫气化生乏源，卫气不足时，人体防御功能低下，外邪容易侵袭，则导致体虚外感。逍遥散方中白术、茯苓、甘草益气健脾，可使卫气生化有源，柴胡、生姜、薄荷透邪外出，因此本方对体虚外感有较好的疗效，特别对月经期间、产后、病后感冒有较好疗效。

笔者曾治一例 37 岁女性经期感冒病人，近五年来，每次月经将至前一两天即出现头痛身痛，鼻塞流涕，频繁的喷嚏，或见轻微的咳嗽，月经过后 3 天，以上症状自然消失。曾服用多种西药和中药治疗，效果不显。特别是最近半年来，以上症状更加严重。就诊时，正值经期，自诉在月经前三天，已开始出现头痛头晕，鼻塞喷嚏，眼痒流泪，鼻流清涕，全身酸痛，月经来后症状更加严重，伴胸满心烦，手心热，舌苔薄白，脉弦细。治宜逍遥散加减：柴胡 10g，当归 10g，党参 15g，白芍 10g，白术 10g，茯苓 15g，甘草 10g，薄荷 6g，防风 15g，生姜 9g，牡丹皮 10g，栀子 10g。水煎服，每日 1 剂。服药 3 剂后，诸症好转。继服 3 剂，诸症消失。其后每次月经前服药 3 剂，共服 3 个月经周期，3 个月后，月经前感冒症状消失。

### 三、以肝郁为主的情志类疾病

中医认为肝"体阴而用阳"，它表达了两种含义：一是肝居体内，属于五脏，五脏为阴，故肝体为阴；肝的功能为主管疏泄、调畅气血津液运行，以动为主，故肝用为阳；二是肝"藏血"，肝体内藏有形之阴血，故肝体为阴；但肝为刚脏，为"将军之官"，性喜条达而恶抑郁，内寄相火，主升主动，因"阴静阳躁"，故其用为阳。肝体阴而用阳，实际上揭示了肝的脏器与肝的功能之间的关系，也是对肝的生理病理特性的概括。在生理上，肝藏血，血养肝，肝血充足，肝体得阴血之柔养，而后能发挥疏泄气血、调畅气机之"将军"阳刚之用；肝疏泄，血归肝，疏泄正常，则血行畅达，藏血充足，而后能发挥充筋养目、滋养脏腑的作用。若肝阴血虚损，除症见目涩头晕、肢体麻木、筋脉拘挛，或月经量少，甚或经闭等症外，往往影响肝的疏泄，出现情志不畅症状。逍遥散疏肝解郁，健脾养血，可用于多种精神情志类疾病。

南方医科大学（原第一军医大学）军中名医靳士英教授曾治一例 28 岁男性病人。病人为在校研究生，平时性格内向，多愁善感，近年来逐渐对女性产生恐惧，特别是怕与女性目光相遇，遇则面红目赤，心慌心跳，汗出，头眩，恶心，心情紧张不能自控，表情不自然，恐惧他人议论，伴体倦、食少、乏力。就诊时舌质淡，苔薄，脉弦细，靳老辨证为肝郁气滞、心血亏虚、脾气不足，立疏肝解郁、益气健脾养血之法，拟逍遥散加减：牡丹皮 12g，栀子 15g，柴胡 15g，当归 6g，白芍 15g，天麻 12g，茯神 18g，党参 15g，白术 12g，酸枣仁 15g，天麻 12g，五味子 12g，川芎 12g，知母 9g。服用 2 周，配合心理治疗，该病人以上症状逐渐消失。

笔者曾治一例 37 岁女性病人。病人近三年来，经常失眠，严重时，每晚睡眠时间不到 1 个小时，特别是月经前后更加严重。在当地医院诊为神经衰弱，服用地西泮（安定）等安眠药和中药安神药治疗，睡眠仅能得到暂时缓解。最近一个月，因失眠较重，自己擅自服用过量的安眠药，出现水肿、呕吐、恶心，甚至两眼不能睁开，四肢软弱无力，也不能入睡。就诊时，严重失眠，自诉每晚只睡 2 个小时，伴有面部水肿，体倦乏力，腰酸腰痛，胸胁胀痛，烦躁不安，口苦咽干，月经失调，舌苔黄白，脉沉弦数。诊为肝郁脾虚血虚、郁而化火之证，治宜疏肝养血、解郁泻火。拟方逍遥散加减：柴胡 10g，当归 15g，白芍 10g，白术 10g，茯苓 10g，甘草 10g，生姜 3 片，薄荷 6g，牡丹皮 10g，栀子 10g，丹参 15g，首乌藤 30g，珍珠母 30g。水煎服，每日 1 剂。服药 1 周后，睡眠增至 4 个小时，继服 2 周后，睡眠增至 5 个小时。后根据症状变化在此方基础上增减药物，连服 1 个月后，病人恢复正常睡眠。

#### 四、肝失疏泄之月经不调、性功能障碍

肝藏血而主疏泄，司血海，肝气条达，疏泄正常，血海按时满溢，则月经周期正常。若情志抑郁，疏泄失司，气血失调，血海蓄溢失常，如疏泄过度，则月经先期而至，疏泄不及，则月经后期。肝郁血虚最易导致月经不调。

逍遥散疏肝养血，被称为调经之代表方。

笔者曾治一例32岁女性月经不调病人。病人自从放置避孕环后，月经一直不准，有时提前，有时错后。最近半年来，月经一直淋漓不断。先用西药治疗效果不明显，后又以中药四物汤、归脾汤、补中益气汤、温经汤、温经摄血汤等加减，仍然没有什么效果。细察其证，除月经淋漓不断外，并见口干、心烦，胸胁胀满，乳房胀痛，手足心发热，舌苔白，脉弦涩。综合脉证，诊为肝郁血虚、气郁化火证，拟用疏肝泻火养血之法，拟丹栀逍遥散加减：柴胡10g，当归10g，白芍10g，白术10g，甘草10g，生姜3片，干姜6g，薄荷6g，牡丹皮10g，栀子10g，棕榈炭20g。水煎服，每日1剂。服药7剂之后，经血淋漓不断已停止，他症亦减，继服14剂，月经恢复正常。

肝主筋，男性生殖器为宗筋之会，肝失疏泄，可导致男性性功能障碍。笔者曾治一例35岁男性阳痿病人，在一年来，因工作不顺利，家庭不和，思想上特别不愉快，精神郁闷，逐渐出现同房时阳事举而不坚，有时刚刚接触即精液流出，为此曾多方治疗，效果不显。近1个月来不但早泄，而且出现阳痿，因其妻有意见，情绪更加不畅。就诊时，除上述症状外，病人自诉有头晕头痛，心烦意乱，心悸失眠，有时出现心跳暂停的感觉，食欲较差，偶见胸胁苦满，舌苔白，脉弦细数。细询其原用方药，大都为补肾助阳、涩精固肾之品。综合脉证及所用药物效果后分析，此病既非肾阳之虚，亦非肾精不固，乃肝郁脾虚血虚，宗筋失养之故，拟疏肝健脾养血之法，用逍遥散加减：柴胡10g，当归10g，白芍10g，白术10g，茯苓10g，甘草10g，干姜5g，薄荷3g，仙茅20g，淫羊藿20g，蜈蚣2条。水煎服，每日1剂。服药7剂后，心烦心悸、头晕头痛等症状好转，阳痿亦见改善，后继续用该方21剂，症状痊愈。阳痿一证，因肝而致者甚多，其中以肝郁气滞所致者为最多见。阴茎乃宗筋所主，宗筋属肝，肝郁血虚则宗筋失养，宗筋失养则阳痿不举，故临床治疗因肝所致者，多从解郁疏肝养血治疗。

## 辛开苦降之方——半夏泻心汤

半夏泻心汤出自《伤寒论》，由半夏、黄芩、干姜、人参、黄连、大枣、甘草组成，具有寒热平调、散结除痞的功效，主治痞证，以心下痞满、呕恶泻利、苔腻微黄为辨证要点。本方以辛温之半夏为君，一是取其辛温散结之性，以散寒热（或湿热）之互结；二是取其和胃降逆之性，以降上逆之胃气。

干姜辛热，温中散寒，芩、连苦寒，降泄邪热，共为臣药。君臣相伍，共奏辛开苦降之效。然痞证之病机与误下伤中阳、脾虚失运有关，故又选用人参、大枣甘温益脾，复"脾主升"之职，与半夏相伍，有升有降，脾胃之运化则可自如。使以炙甘草调和药性，与干姜、大枣相伍，辛甘化阳以助脾胃之运化。本方现代常用于神经性呕吐、急慢性胃炎、胃及十二指肠溃疡、口腔溃疡、慢性肝炎、胆囊炎、胰腺炎、细菌性痢疾等属于寒热（或湿热）互结，脾胃虚弱者。

### 一、主治证辨识

半夏泻心汤原方主治寒热互结之心下痞证。原系小柴胡汤证误用攻下，损伤中阳，少阳邪热乘虚内陷所致，其主要表现为胃脘部胀闷不适，但满而不痛，此是该方运用时的主要辨识症状，为必然症，至于呕而肠鸣，则属或然症。脾胃虚弱、寒热互结心下是本方证的病机，"寒"的病机主要表现在病人不能饮冷食凉，食后则不舒，或痞胀或下利；"热"的病机主要体现在病人不能进食辛辣，食后则胃中有烧灼感、嘈杂感，舌质红，舌苔黄厚腻等；"中虚"的病机主要体现在因长期胃中不适、脾胃运化乏源而出现的食欲不振、乏力、脉弱等。经方药物配伍及药量配比十分严谨，方药与症状、体征之间严格契合对应，有是证则用是方，无是证则去是药，症状一旦变化，方药也随之改变。若病人主诉心下痞而兼见平素大便干结，则病人很有可能就不是半夏泻心汤方证。

### 二、黄连与干姜调和寒热，正确把握配伍比例

半夏泻心汤证主要病机是寒热互结，针对这一病机，方中辛散与苦降的药物同时使用。半夏泻心汤方被称为辛开苦降法代表方，方中配伍苦降的黄连与辛散的干姜以调和寒热。但如想达到最佳效果，两药的配伍比例一定要严格，原方中黄连与干姜比例是 1∶3。笔者在临床上体会，干姜与黄连配伍比例是本方能否取效的关键，但要根据寒热之轻重，有针对性地调整配伍比例。

笔者曾治一例 46 岁男性胃溃疡病人。病人自诉胃脘胀满隐痛，反复发作 5 年多。5 年前曾在当地医院就诊，做胃镜检查诊断为胃溃疡伴幽门螺杆菌（Hp）阳性，采用 Hp 三联疗法和抑酸治疗，症状缓解，仍有反复。就诊时，自觉胃脘胀满不适，时有隐痛，进食辛辣及冷食后诸症加重，饭后即自觉胃

中隐痛，但能忍受，一直在服奥美拉唑；晨起刷牙恶心，睡眠尚可，大便容易偏稀，小便正常，神情默默，胃脘按之不痛，舌边尖红，苔薄腻、黄白相兼，脉沉。诊断为痞证（寒热错杂），嘱咐病人继服奥美拉唑，拟半夏泻心汤加减：制半夏15g，黄连9g，干姜9g，黄芩10g，党参10g，白术15g，茯苓15g，炙甘草10g，大枣5枚。水煎服，每日1剂。服药1周后，病人神情喜悦，药后即自觉诸症明显减轻，胀痛再未作，但服药出现泄泻，有下坠感，每日3~4次，舌质转淡白，苔转薄白，脉沉。嘱咐病人停服奥美拉唑，改黄连为3g，干姜为9g，又服用本方21剂。病人病情稳定，无任何主观不适。在该病的用方过程中，服药1周后，病人出现大便变稀，有后重感，下利属于寒，是阳虚的表现，故减黄连剂量，重用干姜止利。

笔者治另一例54岁女性病人。病人恶心、不欲饮食、胃脘胀2年，在当地医院诊为乙型肝炎（小三阳），曾服多种保肝护肝药，效果不显，病人既往体质较差，性格内向，多愁善感。就诊时症见口干、口苦，胃口差，恶心，不欲饮食，胃脘胀闷，按之稍舒，进食油腻或冷食后症状加重，舌边尖红，苔黄腻，脉濡缓。诊为胃脘痛，属寒热互结痞证，拟半夏泻心汤加减：制半夏15g，黄连6g，干姜6g，黄芩10g，党参10g，砂仁6g，炙甘草10g，大枣5枚。服药1周后病人自诉诸症均减，胃口开，胃脘胀闷消失，大便正常，再守原方调理1个月，病情稳定，症状痊愈。在本例医案中，寒热之证轻重程度不相上下，所以黄连与干姜的比例为1:1。

## 汗、清、下、补四法并用之方——防风通圣散

防风通圣散出自《宣明论方》，由防风、川芎、当归、芍药、大黄、薄荷、麻黄、连翘、芒硝、石膏、黄芩、桔梗、滑石、甘草、荆芥穗、白术、栀子、生姜组成，具有解表、清热、泻下的功效，主治风热壅盛、表里俱实证，如疮疡肿毒、斑疹瘾疹等属于风热壅盛，气血壅滞者，以憎寒壮热无汗，便秘尿赤，苔黄腻，脉数为辨证要点。方中用防风、麻黄、荆芥穗、薄荷发汗解表，使风邪从汗而解；大黄、芒硝、滑石、栀子通利二便，使里热从二便分消；石膏、黄芩、连翘、桔梗清泻上、中二焦之热，并使麻黄、防风、荆芥穗辛温发汗而无助热之弊。然寒凉之品，易于败胃伤血，兼且汗、下并用，易于伤正，故又选用当归、白芍、川芎养肝血，白术、生姜、甘草益脾气。本方配伍特点：汗、下、清、补四法并用，表里双解，上、中、下三焦并治，使风热

外散，积热内泻，上下诸热自除。本方现代常用于流行性感冒、高血压、肥胖症、急性结膜炎、老年性皮肤瘙痒等属于风热壅盛、表里俱实者。

在东北地区流行一句俗话："有病没病，防风通圣"。为什么这么说？主要是因为在东北地区，平时饮食脂甘厚味较多，体内多生实热，在冬春季节，或外感风寒或外感风热，易成表里俱实之证，而防风通圣散，外散表邪，内清实热，可预防和治疗疾病。

## 一、主治证辨识

防风通圣散原方主治外有风邪，内有实热，表里俱实证。外有风邪，邪正相争，故见憎寒壮热无汗；内有实热，故见口苦咽干，便秘尿赤；热邪上攻，故见头目昏眩，目赤肿痛。因此，治之既要发汗解表，驱邪从皮毛而出，又要通利二便，引热从下而去。临床上，对主治证辨识时要注意以下两个方面：一是有些病人里热实证明显，但无外感表证，可否使用？回答是肯定的，因为在该方中发散外邪的药物防风、麻黄、荆芥、薄荷既可散肌表之邪，又可宣泄里热从表而出；二是在里热证较甚时，有补益气血的药物当归、白芍、白术，要不要去掉？回答是否定的，因为该方中配伍这些药物目的是防止辛散渗利的药物耗伤气血。

## 二、胃热壅盛之高脂血症

高脂血症是指各种原因导致的血浆中胆固醇和（或）甘油三酯水平升高，该病的直接损害是加速全身动脉粥样硬化，而全身的重要器官都要依靠动脉供血、供氧，一旦动脉被粥样斑块堵塞，就会导致一系列严重后果，故高脂血症是脑卒中、冠心病、心肌梗死等疾病的重要危险因素。中医学认为高血脂多为痰湿、湿热、瘀血内阻造成，其中多数病人伴有阳盛热结。刘完素提出"阳郁则发热"的观点。防风通圣散外散郁热，内泻热结，对里热郁结型高脂血症有较好治疗效果。笔者曾治一例 56 岁女性病人。病人头晕反复发作 6 年，有高脂血症病史，血压正常，在当地医院服用降脂药阿托伐他汀钙片（立普妥）等治疗，降脂效果尚可，但因服药后引起肝功能异常和胸闷不适，故停服降脂药，遂求治中医，就诊时症见：形体肥胖，面色潮红，头晕眼花，口干舌燥，心烦，失眠，胃口较差，便秘，大便 3 天一次，质干，舌质红，苔黄腻，脉弦滑。血脂测定：总胆固醇 7.26mmol/L，甘油三酯 3.55mmol/L，低密度脂蛋白 4.12mmol/L，高密度脂蛋白 0.74mmol/L。余项均正常。诊断为

名中医教你开药方 1

眩晕，证属胃热壅盛、腑气不通，治拟宣散郁热、荡涤内结。方拟防风通圣散化裁：生石膏 30g，焦山楂 10g，滑石 20g，川牛膝 20g，薄荷 6g（后下），炙麻黄 10g，荆芥 10g，防风 10g，黄芩 10g，栀子 15g，当归 10g，制大黄 10g，决明子 15g，川芎 10g，芒硝 10g（冲服）。水煎服，每日 1 剂。连服 2 周，大便通畅，眩晕减轻，上方去芒硝 10g，继用 2 周，头晕目眩渐渐消失，口味如常，大便稍溏，上方去制大黄、生石膏，加泽泻、茯苓各 10g，继续服用 2 周，病人无明显不适。复查血脂指标正常。在本医案中，病人并无外感表证，但里热积滞，一样可以用本方治疗。在使用该方治疗高脂血症过程中，可根据临床症状变化加减药物：痰湿重、胸闷者，加石菖蒲、瓜蒌仁、半夏；自利者，去芒硝、大黄；自汗者，去麻黄。

### 三、肺热壅盛之支气管哮喘、急性肾小球肾炎

肺主气，司呼吸，如里热炽盛，外感风邪，易导致肺气上逆而出现咳嗽气喘，防风通圣散外散表邪，内泻实热，对该类支气管哮喘病人有较好疗效。笔者曾治一例 54 岁男性病人。病人患支气管哮喘 4 年，1 周前，因气温骤降，自觉胸闷不舒，咽痒不适，继而恶寒发热，头痛无汗，咳逆气促，呼气延长，张口抬肩，不能平卧，哮喘每次发作一般约 1 小时后自然缓解，早晚尤甚，缓解后仍呼吸气粗，喉中如有鸡犬之叫声。在当地医院就诊，X 线片示：双肺中下野大片阴影。血常规：白细胞（WBC）$18 \times 10^9$/L。诊断为支气管哮喘急性发作合并肺部感染，曾用氨茶碱、退热药及抗生素治疗 2 周，症状有所缓解，但仍有发作。就诊时，面色潮红，鼻翼煽动，发热无汗，胸部自觉烦热难受，体温 39.1℃，烦躁不安，咳喘时气不得续，咳痰色黄，黏浊稠厚，排出不利，口渴，便秘，大便 3 天未排，质硬，小便短赤，舌红干，苔黄腻，脉弦滑。辨证为外邪侵袭，蕴阻于肺，表里俱实证。拟防风通圣散加减：防风 15g，荆芥 15g，杏仁 10g，桔梗 15g，麻黄 10g，黄芩 15g，栀子 15g，牡丹皮 10g，赤芍 15g，葶苈子 10g，连翘 15g，生大黄 10g，生石膏 30g（先煎）。水煎服，每日 1 剂。服药 1 周后，恶寒、发热减轻，体温降至 38.1℃，咳喘好转，胸闷稍缓，大便泻下 2 次，臭秽难闻。继上方去麻黄、生大黄、石膏，加炙款冬花、瓜蒌仁各 15g。继服 7 剂，诸症消除，复查 X 线片和血常规已基本恢复正常。

急性肾小球肾炎是一种由感染后变态反应引起的以双侧肾脏弥漫性肾小球损害为主的疾病。临床上以水肿、高血压、血尿、蛋白尿为主要表现。属

于中医水肿、风水的范畴。湿热内蕴、风邪外袭导致肺气不宣、水湿泛溢肌肤可出现皮肤水肿，它是急性肾小球肾炎发病的病因病机之一，对该类病证，采用防风通圣散加减、外散风邪、内清湿热有较好的效果。笔者曾治一例26岁男性病人。病人1周前，因外出淋雨，出现发热、面目水肿，伴有血尿、蛋白尿，在当地医院治疗，诊为急性肾小球肾炎，治疗1周，效果不明显，仍有发热，体温37~38.5℃，尿蛋白升至（++），水肿时退时发。就诊时，症见面目水肿，发热38.5℃，微恶风寒，咽痛，咳嗽痰黄，胃口差，小便黄，大便干，舌红苔黄厚腻，尿蛋白（+++），尿潜血（++）。诊为风邪外袭、湿热内蕴，立疏风解表、宣肺止咳、清化湿热之法，拟方防风通圣散加减：荆芥15g，防风10g，薄荷6g（后下），连翘20g，栀子15g，淡豆豉10g，桔梗15g，黄芩10g，前胡15g，大腹皮15g，白茅根30g，芦根15g，焦三仙（焦山楂、焦神曲、焦麦芽）各10g，生石膏30g，益母草30g。水煎服，每日1剂。服药4天后，热渐退，水肿、咳嗽、咽痛均减轻，食欲好转，体温降至37℃，尿蛋白（+）。上方再服4剂，热退，水肿消，咳嗽、咽痛症状已消失，大、小便正常，体温36.3℃，尿蛋白（-），尿潜血（-）。

### 四、肌肤热盛之湿疹、荨麻疹

中医认为"痒从风来"，火热内蕴，感受外邪，风热郁于肌肤，会出现以瘙痒为特征的皮肤病，防风通圣散具有表里双解、疏风清热的功效，对该类皮肤病有较好疗效。笔者曾治疗一例10岁男性病儿。病儿因同家人外出吃火锅，诱发荨麻疹，症见全身红色丘疹，色红身痒，伴头昏胸闷、口苦舌干、小便黄短、大便干，排便时肛门有灼热感。采用防风通圣散加减：麻黄6g，大黄5g，石膏20g，甘草6g，荆芥10g，防风10g，连翘15g，薄荷6g，桔梗15g，杏仁10g，地肤子10g，土茯苓20g。水煎服，每日1剂。7剂后，症减轻，再服3剂后，症状全消。用防风通圣散治荨麻疹时，有些病人服用后会出现一些不良反应，如腹泻，这与芒硝、大黄有关，故应去芒硝，并将大黄改为制大黄。

笔者曾治另一位56岁女性病人，面部湿疹3年，就诊时，面部充血发红、脱屑增厚，瘙痒疼痛异常，口唇干裂，大便干、难排出，3~5天一次，小便黄，舌红，苔黄腻，脉滑数。处方：麻黄10g，生石膏30g，制大黄10g，生甘草5g，荆芥15g，防风15g，连翘30g，薄荷10g，杏仁10g，桔梗15g，地肤子 15g，土茯苓 30g，白僵蚕 10g。水煎服，每日 1 剂。7 剂后减轻。后将荆芥、防风加至 20g，继续服用 1 个月，服药后其面部湿疹痊愈。

另外，在治疗皮肤瘙痒类疾病时，要处理好"治风"与"治血"的关系。中医理论认为"治风先治血，血行风自灭"，因此，方剂配伍中可适当加入何首乌、白蒺藜、生地黄、当归、川芎等。

# 第五章　补益类方

　　补益类方是以补虚药为主组成，具有滋养补益人体气血阴阳的不足、强壮脏腑功能的作用，用以治疗各种虚证的一类方剂。属于"八法"中的补法。补益剂使用时要注意以下几个方面。一是据因而补，补益剂是针对虚证而设，应用时当首辨致虚之因，选用恰当的方剂，方可奏效。二是兼顾气血、阴阳的关系及五脏之间的生克关系。"气血同源""阴阳互根"，临床应用上，气虚补气，较少加入补血药，以免滋腻滞气；血虚补血，每配伍补气药，以助生化。阳根于阴，阴根于阳；无阳则阴无以生，无阴则阳无以化，阳虚补阳中兼配补阴，使阳有所附；阴虚补阴中兼配补阳，使阴有所化。同时根据五脏之间的生克关系，肝虚补肾，滋水涵木；肺虚补脾，培土生金；脾虚补肾，补火生土等。三是注意调理脾胃的功能。脾胃为后天之本，气血生化之源，调理脾胃有利于补益剂的吸收，加快虚证的恢复。四是辨别虚证的真假。"大实之病，反有羸状""至虚之病，反见盛势"，临证务必辨清虚实。五是根据虚证的缓急，治宜缓补或峻补，以确定丸散剂及汤剂的应用。六是补益剂宜文火久煎，务使药效尽出；服药以空腹为佳。

## 升阳举陷，甘温除热之方——补中益气汤

　　补中益气汤出自金元四大家之一李东垣的《脾胃论》，由黄芪、甘草、人参、当归、橘皮（陈皮）、升麻、柴胡、白术组成，具有补中益气、升阳举陷、甘温除热的功效，用于治疗脾胃气虚所致的中气下陷、气虚发热证。方中黄芪味甘性温，归脾、肺经，功善益气补中、升阳固表，用之既能补脾益气、升阳举陷，又能益气养肺，充皮毛而固表实卫，通达内外，为君药。配以人参益气补中而健脾；白术健脾益气以助中焦、促运化；炙甘草甘温益气，调中和胃。三药共为臣药，协助黄芪增强补中气、益脾胃之功。升麻、柴胡

升举下陷之阳气，与黄芪、人参相合，益气升阳举陷之效尤著；陈皮理气和中，既调畅中焦气机，以助升阳之效，又于补气之中佐以理气，使补而不滞；当归养血补虚，因气血同源，故养血可助益气，共为佐药；炙甘草调和诸药，兼为使药。诸药配伍，共奏益气补中、升阳举陷、甘温除热之效。本方现代常用于内脏下垂、久泻、久痢、脱肛、重症肌无力、乳糜尿、慢性肝炎、子宫脱垂、妊娠及产后癃闭、胎动不安、月经过多、眼睑下垂、麻痹性斜视等属脾胃气虚或中气下陷者。

## 一、主治证辨识

补中益气汤原为中气下陷、气虚发热证而设。无论中气下陷还是气虚发热，其基础都是脾胃气虚，因此都伴有脾胃气虚的表现，如脾失健运所致的食少便溏、纳呆；脾胃虚弱，水谷精气生化不足所致的少气懒言、动则气促、体倦乏力、舌淡苔白、脉虚软无力等。脾胃位居中焦，是人身气机升降的枢纽，脾主升清，胃主降浊。脾通过升清作用可以保持内脏位置相对稳定，不致下垂，如中气下陷则会出现脏器下垂，如胃下垂、肾下垂、子宫脱垂等；另，脾主肌肉四肢，若中气下陷也可导致四肢肌肉无力，其症状与现代重症肌无力表现相似。中气下陷，阴火上犯土位，泛溢肌肤，可见发热，其特点是每因劳累而发或加重，而且多在上午发热，并伴有气虚、汗出等症。

## 二、用药剂量须根据病证特点灵活调整

补中益气汤中黄芪为君药，既能补中益气，又能升阳举陷、益气固表，剂量宜大，成人一般宜在 30g 以上，对于中气下陷者可以用至 60g，甚至 120g。而方中陈皮理气和中，调畅中焦气机，以助升阳之效，又于补气之中佐以理气，使补而不滞，但陈皮理气易耗气伤气，用量宜小，成人剂量一般 3~6g。广东首位国医大师邓铁涛善于用本方治疗重症肌无力，其用方就充分体现了这一特点。

邓老曾用该方治疗一例 54 岁男性重症肌无力病人。病人患病 2 年，其主要临床表现是两眼睑轻度下垂，有复视现象。曾在华中科技大学同济医学院附属同济医院做新斯的明试验，结果为阳性，确诊为重症肌无力。服用泼尼松治疗半年，面部轻度水肿，现泼尼松用量为每日 30mg。病人有高血压，服用降压药后，血压控制在 140/86mmHg 左右。就诊时，病人仍有复视现象并伴有晨起眼睑轻度下垂，体倦乏力，头晕，腰膝酸软，舌质红，苔薄，脉

沉细略数。首诊后，邓老拟方如下：黄芪 60g，五爪龙 30g，党参 30g，升麻 10g，陈皮 3g，当归尾 10g，柴胡 10g，枸杞子 20g，桑椹 10g，炙甘草 3g，何首乌 15g，白术 20g。因为是外地病人，邓老嘱其先服药 2 个月并逐渐减少激素剂量。病人服药 1 周后，电话来诉，自觉头晕，测血压 154/96mmHg，邓老了解情况，嘱去升麻、柴胡，改为桔梗 3g，重用黄芪至 120g。改药后，病人头晕症状逐渐减轻。病人服该方半年后，病情完全控制。在该病案中，黄芪的用量为 120g，但陈皮的用量仅为 3g。本医案中，黄芪用至 60~120g，充分发挥了其升阳举陷作用。首次方中升麻、柴胡配黄芪升举阳气太过，导致头晕，改为药性相对平和的桔梗配黄芪，则头晕症状减轻。

### 三、甘温除热，要注意气虚发热特点

补中益气汤用于治疗气虚发热具有较好疗效。气虚发热的特点是：发热多为低热或中等程度发热，体温在 37~38.5℃，有的病人甚至表现为自觉发热而体温不高，同时伴有口渴，喜欢喝热水，出汗较多等症状。

笔者曾治一例 50 岁女性更年期综合征病人。病人为一机关干部，自 45 岁开始月经不调，周期紊乱，月经量少，伴面部烘热，呈阵发性发作，体温正常，刚开始每周发作 1~2 次，近 1 个月以来，每日发作 4~5 次，自汗出，上半身和头部特别重，每次发作头发如水洗一样，自诉特别累，体倦乏力，畏寒肢冷，就诊时舌质红，苔薄，脉细弱。病人找中医治疗半年，效果不显，看其病历，多为六味地黄丸、肾气丸等加减治疗。自诉服六味地黄丸后往往出现腹泻，双下肢畏寒更甚，服肾气丸则口干咽痛。首诊予补中益气汤加味：黄芪 30g，党参 30g，升麻 10g，陈皮 3g，当归 10g，柴胡 10g，枸杞子 20g，五味子 10g，菟丝子 15g，浮小麦 30g，炙甘草 3g，补骨脂 20g，白术 20g。服药 1 周后诸症减轻，后继续调服 2 个月，症状完全消失。

### 四、清阳不升之梅尼埃病

现代中医大家蒲辅周曾治一例 57 岁男性病人。病人 9 年前开始头晕，发作时，头晕较剧，如立舟车，感觉周围环境转动，呕吐、血压低，耳鸣如蝉声，经西医检查有耳内平衡失调，诊为梅尼埃病。近 2 个月来，头昏头晕，不能久看书，稍久则头痛、头晕加重，胃部不适，有欲吐之感，并有摇晃欲倒之势，食纳减退，体重亦减，嗳气、矢气多，大便正常，晚间皮肤发痒，西医诊为荨麻疹，影响睡眠，噩梦多，小便稍频，有少许痰，有时脱肛，脉

弦细无力，舌淡无苔。蒲老根据脉证认为此属中虚脾弱夹痰，兼心气不足，治宜先益中气，调脾胃，佐以宁心理痰，用补中益气汤加味：炙黄芪12g，党参6g，柴胡2.4g，升麻2.4g，白术6g，当归4.5g，陈皮4.5g，炙甘草3g，茯神6g，炒远志3g，法半夏6g，生姜3片，大枣3枚。服5剂，隔天1剂。服药后诸症均见轻，由于看报稍久，6天前又严重失眠，经某医院诊治，给予镇静剂后稍好，但大便有时干燥，近日二便尚调，脉迟滑，舌淡，苔薄黄腻，似有食滞之象，仍宜调和脾胃，健强中气，兼消胃滞，原方黄芪改为6g，加酸枣仁6g，焦山楂3g，服3剂。服上药后自觉很见效，食欲及睡眠好转，二便调，精神佳，看书写字能较前久些，但超过2个小时就觉得烦躁及头部发紧，小便正常，脉虚，舌正无苔，改用心、脾、肝并调，以丸剂缓治。予补中益气丸240g，每早服6g，归脾丸240g，每晚服6g，感冒时停服。药后头晕、失眠等症基本消失。

### 五、合方运用，疗效更好

脾胃虚弱，中气下陷往往伴有腹泻。本方用于治疗脾胃虚弱所致的慢性肠炎时，可与治疗泄泻方合用，如四神丸、真人养脏汤，疗效更好。

笔者曾治一例43岁女性慢性肠炎病人。病人为一市郊家庭妇女，患慢性肠炎5年，每日大便4~5次，质稀，下腹部呈阵发性隐痛，有坠胀感，在当地医院做肠镜检查有慢性结肠炎，B超提示有轻度子宫脱垂，经中西医治疗效果不显，就诊时，体倦乏力，舌质淡，脉沉细。首诊予补中益气汤合四神丸加味：黄芪30g，党参30g，升麻10g，陈皮3g，当归10g，柴胡10g，补骨脂20g，五味子10g，肉豆蔻20g，吴茱萸6g，生姜10g，大枣20g，炙甘草3g，白术20g。服药3剂后自觉下腹坠胀减轻，1周后体倦乏力、泄泻等减轻，继续服3周，症状完全消失。

## 健脾渗湿止泻之方——参苓白术散

参苓白术散出自北宋政府官办药局组织编写的我国第一部成药典《太平惠民和剂局方》，由莲子、薏苡仁、砂仁、桔梗、白扁豆、茯苓、人参、甘草、白术、山药、大枣、陈皮组成，具有益气健脾、渗湿止泻的功效，用于治疗脾虚夹湿证，以面色萎黄、食少便溏、胸脘痞闷、肢体倦怠、苔白腻、脉虚缓为辨证要点。方中人参、白术、茯苓益气健脾为君。配伍山药、莲子肉助君药以健脾益气,涩肠止泻;白扁豆、薏苡仁助君药以健脾渗湿,共为臣药。砂仁芳香醒脾,行气和胃,化湿止泻。桔梗宣利肺气,一是配砂仁,调畅气机,治胸闷痞塞;二是借其性升浮上行,如舟楫载药上行,引脾气上升,输精达于上焦以益肺,使全方有脾肺双补之效。炙甘草、大枣补脾和中,调和诸药为佐使药。因而本方对因肺气虚弱而致久咳痰多者,亦颇相宜,体现了培土生金之意。全方诸药相互配伍,药性平和,补而不滞,共奏健脾益气、渗湿和胃之效。该方现代常用于治疗慢性胃肠炎、贫血、慢性支气管炎、慢性肾小球肾炎以及妇女带下病等属脾虚湿盛者。本方在使用过程中注意以下几个方面的问题,便能得心应手。

## 一、主治证辨识

参苓白术散原为脾胃气虚,湿浊阻滞证所设。该证的临床表现可分为两大类:一为脾胃气虚表现,如食少纳呆、体倦乏力、脉虚缓等;二是脾虚湿浊下注所致泄泻。脾虚夹湿证,湿浊下注除表现为泄泻外,因脾虚不能固摄,也有可能出现精微物质下泄,表现为蛋白尿、血尿等。本方中除健脾祛湿、渗湿止泻药物外,也有收敛固涩的药物,对脾虚不能统摄导致的精微物质下泄,如蛋白尿、血尿,也有较好的治疗作用。另外,脾为生痰之源,肺为贮痰之器,脾虚生湿,湿聚成痰,痰浊犯肺可出现咳嗽、气喘等症,本方对此也有较好的治疗作用。本方被后世称为益气渗湿止泻法代表方。

## 二、脾虚湿浊下注之慢性腹泻

慢性腹泻是一种临床常见病,是指病程在 2 个月以上的腹泻或间歇期在 2~4 周内的复发性腹泻。全身性疾病如糖尿病、甲亢,消化系统疾病如慢性肠炎、慢性细菌性痢疾等,均可导致该病的发生。慢性腹泻多伴有脾胃气虚表现,临床表现有食欲不振、食后腹胀、体倦乏力、舌淡红、苔白、脉虚弱等,参苓白术散对该病有较好疗效。笔者曾治一例52岁男性慢性结肠炎病人。病人患慢性腹泻 3 个月,在当地医院诊为慢性结肠炎,予以西药对症治疗,效果不显。遂求治中医,就诊时症见慢性腹泻,每日 2~3 次,大便稀,伴腹痛、纳呆、体倦乏力,舌质淡,苔白腻,脉虚弱。诊为脾胃气虚,湿浊下注证,拟参苓白术散加减:莲子 15g,薏苡仁 30g,砂仁 6g(后下),桔梗 15g,白扁豆 20g,茯苓 15g,党参 30g,陈皮 5g,炙甘草 6g,白术 10g,山药 20g,肉豆蔻 10g,大枣 20g。水煎服,每日 1 剂。服药 1 周后,症状减轻,连续服

名中医教你开药方 1

用 4 周，症状痊愈。

本方也可以用来治疗慢性细菌性痢疾属脾虚湿浊下注者，症见下痢时发时止，迁延日久，发作时腹痛，里急后重，大便有赤白黏液，呈脓血便，苔腻，脉濡细。

临床运用本方时，可根据症状变化进行加减：湿浊郁而化热者，加木香、黄连、白头翁、秦皮、马齿苋、鱼腥草；寒湿偏盛者，加附子、干姜、肉桂、肉豆蔻；气虚下陷者，加生黄芪、升麻；腹痛者加炒白芍、制香附、乌药；腹胀纳少者，加炒枳壳、神曲、鸡内金。

### 三、脾虚不能输布精微物质之蛋白尿

蛋白尿是慢性肾小球肾炎的临床常见症状，中医理论认为其发病病机多与脾肾虚弱有关。脾虚则不能升清气，不能把饮食中所化的精微物质上送至肺，从而通过肺的宣降功能输布全身。精微物质下注，自小便而出，而形成蛋白尿。采用补脾固肾、祛湿固涩法治疗蛋白尿有较好的效果，如中山大学第一附属医院著名肾脏病专家叶任高教授即善于用参苓白术散治疗慢性肾小球肾炎。其曾治一例 31 岁女性病人。病人患慢性肾小球肾炎 3 年余，每次检查小便常规：尿蛋白为（++）~（++++），感冒后检查小便还有红细胞出现。曾用六味地黄丸、知柏地黄丸等药物治疗，效果不佳。就诊时见：精神欠佳，体倦乏力，腰酸不适，面色苍白，舌淡红，苔薄白，脉沉细。小便常规检查：尿蛋白（+++），红细胞少许。叶教授诊为脾肾虚损、湿浊下注，以补脾益肾、固涩止遗为法，立方参苓白术散加减：党参 20g，白术 10g，云茯苓 15g，山药 15g，薏苡仁 30g，益母草 15g，黄芪 20g，杜仲 15g，山萸肉 15g，泽泻 10g，甘草 10g，白茅根 30g。10 剂，水煎服，每日 1 剂。7 剂后复诊，自觉症状好转，小便常规检查：尿蛋白（++）。效不更方，续配 20 剂。三诊，症状明显减轻，小便常规检查：尿蛋白（±），原方去益母草，为巩固疗效，以原方制成蜜丸服用 3 个月。查小便常规正常。

### 四、脾虚痰浊上犯之慢性支气管炎

慢性支气管炎由急性支气管炎转变而成，病程缓慢，临床以咳嗽及咳痰为主要症状，尤其是清晨最为明显，痰多呈白色黏液泡沫状，痰多色白、易吐。久病必虚，病人多伴有脾胃气虚的症状。中医认为"脾为生痰之源，肺为贮痰之器"，脾主运化，输布津液，若脾虚不能输布津液，变化水湿停滞，湿聚成

痰，痰湿犯肺，肺失宣降，会出现咳嗽、吐痰、气喘、疲倦乏力、食欲不振等症状。采用参苓白术散以培土生金对该病有较好疗效。笔者曾治一例65岁女性病人。病人患慢性支气管炎近3年，反复发作。曾在当地医院接受中西医治疗，效果皆不显。查看其病历记载，多采用抗感染、化痰止咳药物对症治疗。病人就诊时自诉长期咳嗽，痰白易咳，同时伴纳呆、体倦乏力，活动则症状加重，舌质淡，苔白腻，脉虚弱。诊为脾胃气虚，湿浊上犯之咳嗽，拟参苓白术散加减：莲子15g，薏苡仁30g，砂仁6g（后下），桔梗15g，杏仁10g，白扁豆20g，茯苓15g，党参30g，炙甘草6g，白术10g，山药20g，紫苏子10g，陈皮5g，大枣20g。水煎服，每日1剂。服药1周后，症状减轻，根据症状变化做相应加减，连续服用3周，症状痊愈，嘱病人服用香砂养胃丸继续调养2个月。

在临床用方时，若湿浊较重者，加苍术、厚朴、藿香；痰涎壅盛者，加紫苏子、莱菔子、葶苈子；湿郁化热者，加桑白皮、黄芩、栀子；咳嗽较甚者，加麻黄、射干、白果、贝母等。

### 五、脾虚不能化生、统摄血液之痛经

中医学认为"不荣则痛"，脏腑组织得不到血液濡养，会出现疼痛，以四肢和女性胞宫多见。女性痛经病人，其中不少是由平时血虚，胞宫失于濡养，月经期经血下注，血虚更甚所致。笔者曾治一例17岁女性病人，学生，每次月经前后腹痛，已有1年，每月痛经发时疼痛欲死，大汗淋漓，每次行经期近10天，需卧床休息，服镇痛药才能稍有缓解。已服用中药治疗近1个月，效果不显，用的多是活血化瘀药。就诊时，病人自诉月经来潮第一天就开始疼痛，已有3天，经量多、有血块、色暗，伴有便秘，面色萎黄，纳食较差，体倦乏力，脉细弱。处方：党参30g，白术15g，白扁豆10g，陈皮10g，莲子10g，怀山药30g，炒薏苡仁20g，阿胶9g（烊化），炙甘草10g，火麻仁20g，当归10g。水煎服，每日1剂。服药3剂后，痛经症状缓解，食欲增加，乏力减轻，便秘消失，再服4剂，症状消失。嘱病人每于月经前服药1周，连服3个月经周期，痛经消失。

## 心脾同调，重在补脾之方——归脾汤

归脾汤出自《严氏济生方》，由白术、茯神、黄芪、龙眼肉、酸枣仁、人参、木香、炙甘草、当归、远志组成，具有益气补血、健脾养心的功效，主

治心脾两虚、脾不统血证，以心悸失眠、体倦食少、便血或崩漏、舌淡、脉细弱为辨证要点。方中黄芪甘温，补中益气；龙眼肉甘平，既补脾气，又养心血，二者共为君药。人参、白术补脾益气，增强君药的补气之功；当归甘温补血养心安神，增加君药的补血作用，均为臣药。佐以茯神养心安神，远志宁神益智，酸枣仁养血安神；木香辛香而散，理气醒脾，与诸补气养血药配伍，可使其补而不滞。炙甘草补气和中、调和诸药，为佐使药。诸药合用，共奏益气补血、健脾养心之功。本方配伍特点：一是心脾同治，重点在脾，使脾旺则气血生化有源，方名归脾，意在于此；二是气血并补，但重在补气，意即气为血之帅，气旺则血自生，血足则心有所养，气旺可摄血，防止出血；三是补气养血药中佐以木香理气醒脾，补而不滞。本方现代常用于胃及十二指肠溃疡出血、功能失调性子宫出血、再生障碍性贫血、血小板减少性紫癜、神经衰弱、心血管疾病等属心脾气血两虚及脾不统血者。

## 一、主治证辨识

归脾汤原方针对心脾两虚、气血不足证而设。该证主要包括三方面的症状：一是心血不足，心藏神，心血不足，神失所养，意无所藏，可见惊悸、怔忡、健忘、不寐、盗汗；二是脾气虚弱，脾为后天之本，气血生化之源，脾虚化源不足，气虚血少，则见面色萎黄、体倦乏力，舌质淡，苔薄白，脉细缓亦均属气血不足之象；三是脾虚不能统血，以致诸血妄行之症，如吐血、便血、皮下出血（如紫癜），以及妇女月经先期、量多色淡，如崩漏等。

## 二、心脾气血不足之产后脱发

产后脱发是指妇女在生产之后头发异常脱落，主要由产后激素代谢失调、精神紧张、营养失调等多方面原因造成。中医认为"发为血之余"，产后血虚，发失所养可导致脱发，归脾汤对该类脱发有较好疗效。笔者曾治一例36岁刘姓女病人。病人经剖宫产术生一男孩，产后半年，自诉因新生儿夜间哭闹无法睡眠，睡眠表浅，睡中易醒，有时整夜难入睡。近2个月来，开始脱发。就诊时头顶头发已基本掉光，失眠，自诉每晚只能睡1~2个小时，面色苍白无华，记忆力下降，舌体胖，苔白中厚，尺脉沉弱。诊为劳伤心脾、心神不藏、发失所养，治当健脾益气、养血安神，拟方归脾汤加减：白术15g，茯神15g，黄芪30g，龙眼肉15g，酸枣仁20g，党参30g，木香6g，炙甘草6g，当归10g，远志10g，首乌藤20g，珍珠母30g，何首乌15g，白蒺藜

15g。水煎服，每日 1 剂。服用 1 周后，病人失眠症状稍有减轻，脱发症状也有缓解。继用上方加减，治疗 2 个月，失眠症状完全恢复，新发长出，不再脱发。后改用归脾丸调养而愈。

### 三、脾不统血之月经不调

脾除主运化外，还有统摄血液的功能，它可以保障血液在经脉中循行而不溢出脉外。如果脾虚，血液失于统摄，会导致各种出血，其中月经不调是常见病证。笔者曾治另一例 26 岁女性病人，近 1 年来月经淋漓不断，有时一月三四次，在当地医院诊为功能失调性子宫出血，药物治疗半年效果不好，其间接受过刮宫手术治疗，曾一时好转，但不久又复加剧，改请中医治疗。就诊时，除月经淋漓不断之外，并见心悸失眠、头晕头痛、腰背酸痛、疲乏无力、食欲不振、舌苔薄白、脉细弱。诊为心脾两虚、脾不统血证，拟方归脾汤加减：白术 15g，茯神 15g，黄芪 30g，龙眼肉 15g，酸枣仁 20g，党参 30g，木香 6g，炙甘草 6g，远志 10g，阿胶 10g，莲子肉 20g，山药 20g，龙骨 30g，牡蛎 30g。水煎服，每日 1 剂。服药 1 周后，月经量明显减少，继服 1 周之后，子宫出血停止。后调服 2 个月，月经逐步恢复正常。

本方在具体应用时，可视病情变化加减用药：如血虚较甚者，可加熟地黄、枸杞子、阿胶等；下血过多者，可加阿胶、莲肉、龙骨、牡蛎，增强其健脾、养血、止血之功，方中当归一味，虽有补血之功，但因其尚有辛散活血之功，故减去不用；若崩漏不止，更需减去木香，而加赤石脂、升麻等固涩、升提之品；兼有水肿者，茯苓改茯苓皮，加泽泻；兼见面赤、五心烦热者，加地骨皮、青蒿、牡丹皮等。

### 四、心脾气血不足，脾不生血之再生障碍性贫血

中医的生血理论与西医有所不同，西医认为骨髓为造血器官，中医认为脾为后天之本，气血生化之源。若脾气虚，血无从生化，会导致血虚，最终出现心脾气血两虚之证。对于贫血，如果属心脾两虚证，采用归脾汤治疗有较好疗效。笔者曾治一例 20 岁男性贫血病人。病人患病已有半年，自觉头晕、心悸、气短、盗汗、体倦乏力，在当地医院诊为再生障碍性贫血，给予对症治疗，效果不显。就诊时症见面色苍黄，气短，四肢无力，纳差，手足心热，舌唇淡白无血色，脉细而数。血常规：血红蛋白 80g/L。治以滋补肝肾、养心健脾为主，拟方归脾汤合六味地黄汤加减：熟地黄 20g，山茱萸 15g，怀山药

名中医教你开药方 1

15g，茯苓 12g，枸杞子 12g，菟丝子 12g，龙眼 12g，西党参 15g，黄芪 15g，白术 10g，酸枣仁 12g，远志肉 5g，当归 10g，龟甲 10g，巴戟天 10g，大枣 5枚，甘草 5g，生姜 3 片。水煎服，每日 1 次，连服 1 个月，精神体力及面色好转，血红蛋白升至 90g/L。嘱病人继服归脾丸和六味地黄丸。3 个月后，血红蛋白升到 110g/L。症状痊愈。

# 气血阴阳同补之方——炙甘草汤（又名复脉汤）

炙甘草汤出自《伤寒论》，由炙甘草、生姜、桂枝、人参、生地黄、阿胶、麦冬、火麻仁、大枣、清酒组成，具有滋阴益气、补血温阳、复脉定悸的功效，主治阴血不足、阳气虚弱证，以虚羸少气、心动悸、舌光少苔、脉结代为辨证要点。方中重用生地黄为君，功善滋阴养血，以充脉养心。臣以炙甘草益气补心，人参大补元气而安心神、止惊悸，大枣益脾养心，三药益气养脾，以资气血生化之源，补脾以养心，心气足则脉气可通；又以阿胶、麦冬、火麻仁养血滋阴，助干地黄以充血脉，补心体；再以桂枝温经助阳而通脉，且桂枝与炙甘草相合（即桂枝甘草汤），辛甘化阳，增强温心阳、益心气、通血脉之效，共为臣药。生姜辛温发散，助桂枝以温经通脉，与大枣相合可调补脾胃，以促生化；且以清酒煎药，借酒之温行宣通，以增强其通阳复脉之力，使气血流通，则脉始复常，同为佐药。全方诸药相伍，共奏滋阴养血、温通心阳、复脉定悸之功，是一首气血阴阳并补之剂，用之则气足血充，阴阳调和，悸定脉复，故又称为复脉汤。本方现代常用于功能性心律失常、期前收缩、冠心病、风湿性心脏病、病毒性心肌炎、甲亢等有心悸、气短、脉结代等症状，属阴血不足、阳气虚弱者。

## 一、主治证辨识

炙甘草汤原为阴亏血少、气虚阳弱所致的心动悸、脉结代所设。心主血脉，血脉的运行不息，既要靠心中阴血的充养，又要赖于心中阳气的推动、宣通。阴亏血虚，不能充盈血脉，奉养于心；气虚阳弱，不能推动血行，畅通血脉，故见心动悸，脉结代；气血亏损，形体失于温养，故见虚羸少气；血虚阴亏，肠道失以濡润，故见大便干结；舌光嫩红少苔而干，亦乃阴血不足之象。

## 二、阴亏血少，气虚阳弱之病毒性心肌炎

病毒性心肌炎是感染性心肌疾病中最主要的一种，其病因病机可能是病毒直接侵犯心肌，导致心肌细胞溶解、间质水肿、单核细胞浸润等，临床主要表现为心悸、胸闷、胸痛、气短乏力、脉细弱或结代。对于该病，西医尚无特异性的治疗药物，一般采用对症处理。中医将其归属于"胸痹""心悸"范畴，认为其病因多属正气内虚，外邪入侵，以致心气阴两虚，气血运行不畅。采用炙甘草汤治疗该病，能够有效改善病毒性心肌炎的症状、体征。笔者曾治一例 26 岁的男性病人。病人心慌、胸闷气短、乏力 3 个月。在当地医院诊为病毒性心肌炎，予以对症处理，症状可以暂时缓解，但经常复发。就诊时，病人自诉心慌、胸闷气短、心前区闷痛，吸气尤甚，神疲乏力，头昏，舌质淡，苔薄白，脉结代。心电图检查示：频发室性期前收缩，Ⅰ、Ⅱ导联ST 段下降，窦性心动过缓（54 次 / 分钟）。诊断为气阴两虚、心气不足之心悸。拟方炙甘草汤加减：炙甘草 30g，红参 9g，黄芪 20g，生地黄 20g，桂枝 10g，麦冬 15g，阿胶 9g，火麻仁 20g，丹参 20g，当归 12g，赤芍 20g，生姜 3 片，大枣 20g。水煎服，每日 1 剂。服药 7 剂后心慌、胸闷明显减轻，心率 65 次 / 分钟，期前收缩 6 次 / 分钟，但仍感乏力、气短，脉结代。续服上方 14 剂，心慌、胸闷、气短消失，心率 74 次 / 分钟，心律整齐，未闻及期前收缩。嘱继服上药 1 个月巩固疗效，后复查心电图示正常。

## 三、阴亏血少，气虚阳弱之心绞痛

笔者曾治另一例 68 岁女性病人，有冠心病病史 10 余年，平时服用硝酸甘油等药物治疗，症状控制尚可。半个月前，因家务事与家人争吵，心情不畅，疾病复发，自觉胸骨后憋闷紧缩感，短气，体倦乏力，每次持续 10 分钟左右，多在后半夜发作，纳呆食少，舌质偏暗红，苔白腻，脉结，两尺较弱。拟炙甘草汤加减：炙甘草 30g，党参 20g，桂枝 10g，生地黄 20g，麦冬 15g，桑寄生 30g，瓜蒌仁 30g，薤白 10g，丹参 15g，大枣 20g，生姜 10g。水煎服，每日 1 剂，共 7 剂。服药 5 剂后，仅白天发作一次，但很轻微。嘱守方继续服用 7 剂。在第 2 周时，凌晨五六点钟发作一次，心胸发紧感，但较前明显减轻，口含速效救心丸很快缓解，纳可。在原方基础上加五味子 10g，三七 5g，阿胶 10g。病人自诉服上方 7 剂后病情稳定，但服上方后，时感胃脘胀闷，在原基础上加陈皮 5g，枳壳 10g，将阿胶改为阿胶珠，服用 2 周，告知

诸症悉除，惟觉少力。嘱其饮食调养，精神内守。

此例病人年事已高，病程较长，久成虚劳，故为虚劳不足。其发病特点为典型的心绞痛发作。阴血虚不能充盈血脉则脉结代，两尺偏弱是肾虚的表现；阴血虚兼夹瘀血、痰浊则舌质偏暗红，苔薄黄腻。方用炙甘草汤加减，开始服药时，因病人伴有痰浊，所以减去阿胶、火麻仁，加瓜蒌宽胸开结化痰，薤白通阳散结，丹参养血活血。诸药合用，共奏养心阴、温心阳、活血化痰之功，故初诊服药后即取得疗效，但因病人年老，病程较长，故其病情缓解较慢，或时有反复。经随证变法处方，坚持服药，病情稳定。

笔者曾治另一例 58 岁男性病人，有高血压病史 6 年，4 年前无明显诱因出现心悸，在当地医院诊为室性期前收缩、心肌缺血。曾接受降血压、抗心律失常等药物治疗，症状有所缓解，但每周均有 1~2 次发作。近日来，出现频发室性期前收缩，心悸，伴有头晕、心前区闷痛等，大便稀溏，每日 3~4次，舌质紫暗，苔薄白，脉结代，按之少力。拟炙甘草汤加减：炙甘草 30g，桂枝 10g，党参 20g，生姜 10g，生地黄 30g，麦冬 30g，大枣 10 枚，阿胶10g，火麻仁 10g，桑寄生 30g，赤芍、白芍各 10g，黄芪 30g，丹参 20g。水煎服，每日 1 剂。服用 7 剂后，心悸、心前区闷痛明显缓解，头晕亦明显减轻。舌质偏暗，脉结已减，上方继服 20 剂，症状消失。

### 四、阴亏血少，气虚阳弱，血虚生风之老年性皮肤瘙痒

老年性皮肤瘙痒，既是一种症状，亦是老年人常见的一种皮肤病，据统计，其发病率为 10% 左右。其发病原因是人至老年，皮肤萎缩退化，皮脂腺和汗腺分泌减少而皮肤干燥。多数病人症状较轻，皮肤瘙痒以夜晚为甚，皮肤干燥，粗涩脱屑，无明显斑丘疹，这与其他疾病引起的皮肤瘙痒不同。中医学认为"诸痛痒疮，皆属于心"，老年人身体虚弱，阴亏血少，气虚阳弱多见，该病的病机即与此有关，采用炙甘草汤治疗有较好疗效。笔者曾治一例68 岁男性病人。病人全身皮肤瘙痒 3 年，每晚睡觉时全身瘙痒，待卧床 2 小时左右症状缓解，方可入睡。近半年来，上述症状逐渐加重，曾在当地医院注射葡萄糖酸钙、地塞米松及内服各种西药无效。就诊时，症见股内侧、胸背皮肤粗涩脱屑欠光泽，皮肤瘙痒，夜晚尤甚，难以入睡，睡前必用热毛巾擦浴后症状才稍见缓解。伴有形瘦气短，口干虚烦，潮热便干等症状，舌质红、少津无苔，脉虚数。辨为气阴两亏，津液不足，皮肤失养证，以益气滋阴治其本，少佐风药治其标，拟方炙甘草汤加减：炙甘草 30g，党参 20g，桂

枝 10g，阿胶 9g，麦冬 15g，火麻仁 20g，防风 10g，生地黄 30g，大枣 5 枚，蝉蜕 6g，何首乌 15g，白蒺藜 15g。水煎服，每日 1 剂。服用 1 周后，瘙痒感明显减轻，觉身上似蚁行，仍予前方 7 剂，症状消失，后给予六味地黄丸和补中益气丸调理 1 个月。

### 五、阴亏血少，气虚阳弱之干燥综合征

干燥综合征是一个主要累及外分泌腺体的慢性炎症性自身免疫病，又名自身免疫性外分泌腺体上皮细胞炎或自身免疫性外分泌病。临床除有唾液腺和泪腺受损功能下降而出现口干、眼干外，尚有其他外分泌腺及腺体外其他器官的受累而出现多系统损害的症状。中医学认为该病的发生与心、肝、肾三脏有密切关系，其中阳气虚弱、阴血不足是其主要原因之一。五脏六腑之精皆上注于目，心、肝、肾精气不足，不能上荣于目，会出现目干、口干等表现。炙甘草汤用于该病的指征如下。局部症状：外障见双眼干涩，羞明流泪，病势缓，病程长；内障见视物模糊，酸楚疼痛，不能久视。全身症状：头晕目眩、乏力、心悸、畏寒、失眠多梦。舌脉象：舌淡苔白而润，或淡红少苔；脉象沉细、沉迟、细弱或结代。笔者曾治一例 45 岁女性病人。病人有眼干、口干、阴部干燥、畏光等症状 3 年，在当地医院诊为干燥综合征，采用西药治疗，效果不佳。就诊时病人双眼干涩，眼睑结膜充血，睑缘红肿，伴有心悸、失眠，十分痛苦，频频滴用人工泪液，服用各种汤药及中成药疗效不佳。舌淡红、少苔，脉细弱。拟方炙甘草汤加减：炙甘草 30g，党参 20g，桂枝 10g，阿胶 10g，麦冬 20g，火麻仁 20g，女贞子 15g，生地黄 30g，密蒙花 10g，墨旱莲 15g，谷精草 20g，蝉蜕 6g。水煎服，每日 1 剂。服药 2 周后，眼部症状及黏膜干燥减轻，心悸、失眠减轻，继续服药 2 个月，症状痊愈。

## 三补三泻之方——六味地黄丸

六味地黄丸出自宋代钱乙的《小儿药证直诀》，由熟地黄、山萸肉、山药、泽泻、牡丹皮、茯苓组成，具有滋阴补肾之功效，主治肾阴虚证，以腰膝酸软、头晕目眩、口燥咽干、舌红少苔、脉沉细数为辨证要点。方中重用味甘质润厚味之熟地黄，滋阴养血，补肾填精，为君药。山萸肉补养肝肾，固精敛气；山药既补脾胃以促运化，又益肾固精止遗，共为臣药。君臣相配，肝、脾、肾三阴并补，但以滋补肾阴为主，为"三补"药。由于肾阴亏损，

虚热内扰，故又用泽泻清泄肾火，且以其泄浊利湿而制熟地黄之滋腻，使滋而不腻；牡丹皮清退虚火，并以其寒性而制山萸肉之温，使补养肝肾而不助热；茯苓渗湿健脾而助山药以益脾，且防滋阴而碍脾，是为"三泻"之药，共为佐药。诸药合用，共奏滋阴补肾兼清虚火之效。本方现代常用于慢性肾小球肾炎、高血压、糖尿病、肺结核、肾结核、甲亢、中心性视网膜炎及无排卵性功能失调性子宫出血、更年期综合征等属肾阴虚者。

## 一、主治证辨识

六味地黄丸原方为肾阴虚证而设，被后世医家称为"十大名方"之一，在临床运用非常广泛。很多人知道它是一首补肾的药方，不少人只要有腰疼就会认为自己肾虚，就自己买六味地黄丸吃，甚至把六味地黄丸当作返老还童的神丹妙药。但这是误解，六味地黄丸有适应证和禁忌证，并不是万能的神丹。六味地黄丸是一首治疗肾阴虚的方剂，主治肾阴亏虚证。

肾为先天之本，肾阴具有濡养机体五脏六腑、四肢百骸的作用。肾主骨生髓，腰为肾之府，齿乃骨之余，肾阴亏耗，肾精不足，骨髓空虚，腰府失养，故腰膝酸软，齿牙摇动，或小儿囟门不合，或足跟疼痛；阴精亏虚，精不上承，清窍失养，故头晕目眩，耳鸣耳聋；肾阴不足，津不上承，故口燥咽干，消渴；肾主藏精，肾阴亏损，阴虚生内热，虚热内扰，故遗精梦泄，小便淋沥不畅，手足心热，盗汗，骨蒸潮热；舌红少苔，脉细数，也是阴虚内热的征象。在对该证辨证时要特别注意以下几个方面：一是舌脉，肾阴虚病人舌质红，舌苔是薄的，若舌苔厚则说明体内有痰湿，是不能用六味地黄丸的，且肾阴虚的脉搏的特征是细数；第二是阴虚内热，病人有发热感觉，但往往体温不高，多为盗汗、自汗，就是身上总是出虚汗，稍微一动就是一身，或是晚上睡觉时出汗，醒来即止。

## 二、肾阴亏虚之慢性肾小球肾炎

慢性肾小球肾炎病因复杂，临床证型为本虚标实证，本虚有气虚、阴虚、阳虚之分，标实有痰湿、血瘀之别。此病病人早期多数使用过激素药治疗，而激素药会导致肾精过度耗散，故临床上病人肾阴虚日渐加重。六味地黄丸滋阴补肾，对该病有较好疗效。笔者曾治一例38岁男性病人，面部及双下肢反复水肿已一年之久，在当地医院诊为慢性肾小球肾炎。曾用西药及激素治疗，效果不好，也曾求治过中医，多以温阳利水、健脾益气等中药治疗，效果不显。就诊时，症见眼睑及双下肢水肿，头晕神疲，腰膝酸软，手足心热，纳食不佳，尿少，大便较干，舌红少苔，脉细数。尿液检查：尿蛋白（+++）、红细胞（++）。证属肝肾阴亏，治宜滋阴补肾，拟方六味地黄丸加减：熟地黄 30g，山茱萸 15g，怀山药 20g，茯苓 10g，泽泻 10g，甘草 5g，枸杞子 15g，桑椹 15g，肉苁蓉 20g，益母草 30g，玉米须 20g，白茅根 20g。水煎服，每日 1 剂。连服 14 剂水肿已消，尿蛋白降为（++），大便正常，其他症状减轻。再以六味地黄丸加黄芪、女贞子、墨旱莲、地龙、枸杞子，继服 2 个月，尿蛋白消失。

### 三、肾阴亏虚之更年期综合征

更年期综合征是指妇女绝经前后出现的因雌激素波动或减少所致的一系列以自主神经系统功能紊乱为主，伴有神经心理症状的一组症候群。中医认为其产生的原因多为肾气衰弱，天癸将竭，冲任亏虚，精血衰少。初以阴虚火旺为主，用六味地黄丸滋阴补肾，对该病有较好效果。笔者曾治一例 51 岁女性病人，病人自诉近 2 年来，月经先后无定期，量少，伴烦躁潮热，头晕心悸，近半年来病人无明显诱因而出现易怒，乍寒乍热，时而汗出，头晕健忘，症状逐渐加重。近期睡眠欠佳，面颈烘然火升，伴气短、乏力、腰膝酸软、心悸、便干等症状，舌质淡红少津，脉细而数。证属肾阴亏损、阴虚火旺，治以滋阴补肾为主，拟方六味地黄丸加减：生地黄、熟地黄各 30g，山药 20g，山茱萸 15g，茯苓 15g，牡丹皮 10g，泽泻 10g，麦冬 15g，火麻仁 20g，浮小麦 30g，龙骨 30g，牡蛎 30g。水煎服，每日 1 剂。上方服完 7 剂后症状明显缓解，后以该方为主，随证加减，调理 3 个月，症状消失。

### 四、肾阴亏虚之便秘

中医认为，肾开窍于前后二阴，肠道的传导、排便功能与肾的盛衰有密切关系，年老体弱者多存在肾虚，长时间使用泻药又会加重肾虚。用六味地黄丸滋补肾气，益精养血，使津液充，脾胃健，肠道动力充足，便秘自愈。笔者曾治一例 75 岁的男性便秘病人，病史已有半年。病人大便排出不畅，严重时，一周才一次大便，而且大便干，服用过多种通便药和通便茶，服药后症状有所减轻，停药时症状更重。就诊时，自诉便秘，排便间隔 4~5 天，排出艰难，体倦乏力，心烦少寐，舌红少苔，脉细数。诊为阴虚便秘，治以滋阴通便，予以六味地黄丸合增液汤加减：熟地黄、生地黄各 30g，玄参 20g，

名中医教你开药方 1

麦冬 10g，牛膝 20g，当归 20g，茯苓、泽泻、白芍、肉苁蓉、柏子仁各 15g，牡丹皮 12g，黄芪 20g，白术 15g。水煎服，每日 1 剂。服 7 剂后大便由硬逐渐变软，次数增加，睡眠改善。此后即以上方加减，共服 20 余剂，诸症痊愈。

### 五、肾阴虚型亚健康之调养

六味地黄丸组方药物多为药食同源的药物，故也可用于亚健康人群的调养，但不是对每个人都合适，只适用于肾阴虚体质的人群，这类人群主要有以下几点特征。一是长期熬夜。现代都市人夜生活丰富，实际上这对身体不利，中医养生强调"日出而作，日落而息"，即跟着太阳的起落作息。中医学认为夜属阴，如果人在夜里一直不休息，一直在活动，那么阴液会不停地被消耗，造成阴虚症状。现代人经常熬夜到半夜一两点钟，然后早晨起得很晚，这种生活方式多伴有肾阴虚表现，可以服用六味地黄丸来进行调理。二是用脑过度。随着社会发展，工作压力、人际关系等，使都市白领一族有很大的精神压力，比如工作任务，可能要在很短的时间内进行高强度的工作规划；又比如学习，有的时候要一周内看 10 篇论文，写一篇综述等，这些事情也需要消耗大量的脑力。同时由于互联网的发展，出现了很多在短时间内过度用脑的情况，比如长时间上网、长时间看手机微信等。中医认为肾主骨生髓，脑为髓海，骨头里的骨髓，以至于脊髓，直到大脑，都是与肾密切相关的，如果过度用脑，则会产生一些比如耳鸣、疲惫无力、头晕、腰腿无力等情况，所以想要改变用脑过度产生的身体失调的情况，要从补肾下手，这个时候可以服用六味地黄丸，它可以对身体进行调整，使物质得到及时的补充。第三是房事过度。肾藏精，主管人体生殖、性功能，房事过度，会使肾精损失过多，导致肾阴虚，此时可以用六味地黄丸滋阴补肾，弥补肾精消耗过多的损失。但不能把六味地黄丸当成壮阳药，它可以在房事过度后，对损失的阴液进行适当补充，不会增强性功能。

### 六、六味地黄丸禁忌证

现在，六味地黄丸作为一种非处方用药，病人可以轻易买到，大家一定要知道六味地黄丸的禁忌证，明确哪些人是不能吃此药的。具体说来，包括以下人群：一是体内有湿热的人，这种人也有可能出现体倦乏力、低热症状，但舌苔黄腻，胃脘胀闷不适，口苦，脉多滑数；二是肾阳虚的人群，肾阳虚病人也会有腰膝酸痛症状，但与肾阴虚证的发热不同，它是畏寒、怕冷的，多伴有双下肢发凉，小便清长，夜尿多，舌质淡，苔白，脉沉缓；三是脾胃功能弱的人，六味地黄丸以滋阴为主，药物偏于滋腻，脾胃功能弱的病人服用后，可能进一步影响脾胃功能，出现胃脘胀闷、大便不利等症状。

## 滋阴疏肝之方——一贯煎

一贯煎出自《续名医类案》，由北沙参、麦冬、当归、生地黄、枸杞子、川楝子组成，具有滋养肝肾、疏肝理气的功效，主治肝肾阴虚、肝气郁滞证，以胸脘胁痛或疝气瘕聚、咽干口燥、舌红少津、脉弦细而数为辨证要点。方中生地黄味甘微苦而性寒，质润，重用可滋养阴血、补肝肾，滋水以涵木，为君药。当归养肝血，行血滞而调肝之用；枸杞子补血养肝，滋肾益精，助君药以增强滋养肝肾阴血之效；沙参、麦冬滋养肺胃之阴津，既滋水之上源，培土生金，又有清金制木之义，均为臣药。川楝子疏解肝郁，兼以泻热，在一派滋阴养血柔肝药中，佐以少量的川楝子配伍当归，一疏气郁，一行血滞，调畅气血，则增强疏肝解郁之效。本方现代常用于慢性肝炎、慢性胃炎、胃及十二指肠溃疡、肋间神经痛、神经症等属阴虚肝郁者。

### 一、主治证辨识

一贯煎原方主治阴虚肝郁证，本方证需与逍遥散证相鉴别。逍遥散可疏肝解郁，养血健脾，主治肝郁血虚脾弱证，病机重点在肝气郁滞；而一贯煎方则以滋阴为主，兼有疏肝，病机重点在肝阴亏损。两者病机侧重点不同，但在症状上却极其相似，均可见有两胁作痛，头痛目眩，口燥咽干，胃痛，神疲食少，急躁易怒，月经不调，乳房胀痛，脉弦无力。临证稍有疏忽，则会误用误治。所以临床上在对该方证辨识时，要特别注意这两类方证的区别。一贯煎方证主要特点是，其人消瘦，皮肤干枯憔悴而少光泽，有时会有面部痤疮，同时多伴有女性子宫出血或月经量改变，其出血较少，而且难止，色鲜红，舌质红；而逍遥散证以肝郁为主，临床以口苦，咽干，目眩，默默不欲饮食，容易情绪波动、手脚凉、乳房胀痛等为特征。

### 二、阴虚肝郁之面部痤疮

笔者曾治一例 35 岁女性病人，面部痤疮 3 年。病人 3 年前面部开始出现痤疮，越来越重，曾在当地医院就诊，服清热解毒中药和西药、药膏，略能控制，但停药后痤疮随即复发，病人也曾到美容院美容护理，效果一般。平时精神压抑，备受折磨，经人介绍前来就诊。就诊时症见：面色黄暗红，面颊、额头、下巴部位大量粉刺、丘疹、脓疱、结节，色暗红，高出皮肤，触之压痛，凹洞瘢痕明显。容易兴奋激动、喋喋不休，心率阵发性增快，口渴、不易汗出，食纳可，睡眠好，二便正常；月经周期正常，经期 5 天，色红量少；舌质红，苔薄少，脉弦细数。诊断为肝阴不足、肝火亢盛证，立滋养疏肝清热之法，拟一贯煎加减：生地黄 30g，当归 15g，北沙参 20g，枸杞子 15g，麦冬 20g，川楝子 10g，栀子 10g，菊花 30g，土茯苓 30g，皂角刺 20g，牡丹皮 10g，紫草 10g。水煎服，每日 1 剂。服药 1 周后，症状减轻，继续服用 2 周，痤疮全消。

本病例是典型的一贯煎方证，病人除痤疮特征外，尚见有容易兴奋激动、容易心率增快、脾气急、喋喋不休，不易汗出，月经色红量少，舌质红，苔薄少，脉细弱数等症。其中口渴，不易汗出，月经色红量少，舌质红，苔薄少，脉细等是肝阴不足的症状；容易兴奋激动、喋喋不休，心率阵发性增快是肝火炽盛表现。采用一贯煎方治疗，取得较好疗效。

### 三、阴虚肝郁，肝胃不和之慢性乙型肝炎

慢性乙型肝炎（以下简称"乙肝"）指乙肝病毒检测为阳性，病程超过半年或发病日期不明确而临床有慢性肝炎表现者。临床表现为乏力、恶食、恶心、腹胀、肝区疼痛等。乙肝病程较长，初期以肝郁为主、中后期则以肝阴虚为主。一贯煎对乙肝中后期有较好的疗效。笔者曾治一例 43 岁的男性病人，病人有乙肝病史 4 年，病情曾一度稳定，近半年来时有反复，肝功能不正常。现症见右胁肋隐痛，口干心烦，睡眠较差，不思饮食，时有恶心，大便干结 1~2 天 1 次，小便黄，舌质红，苔黄腻，脉弦细数。实验室检查如下。肝功能：ALT 116U/L，AST 96U/L；乙肝抗原抗体检查：HBsAg（+）、HBeAg（+）、抗 HBc（+）。辨证为肝肾阴虚兼肝胃不和，治以滋养肝肾、调和肝胃，拟一贯煎加减：沙参 15g，麦冬 15g，生地黄 30g，枸杞子 10g，当归 10g，川楝子 10g，女贞子 10g，墨旱莲 10g，白花蛇舌草 15g，田基黄 15g，茜草 10g，薏苡仁 15g，茯苓 15g，白芍 15g，甘草 6g，土茯苓 30g。水煎服，每日 1 剂。服药 1 周后，自觉肝区隐痛、口干、心烦等诸症减轻，余症、舌脉同前，仍照前方继续服 14 剂。病情明显好转，口干心烦已消，夜寐失眠多梦好转，二便正常，舌苔薄黄，脉滑。化验肝功能：ALT 65U/L，AST 48U/L，余项均正

常，前方加五味子 10g，绵茵陈 20g，再服 14 剂。病人自觉纳食精神均佳，夜寐安，二便正常，舌质红苔薄，脉和缓有力，化验肝功能各项均正常，乙肝抗原抗体检查：HBsAg（−），HBeAg（−），抗 HBc（＋）。

### 四、阴虚肝郁之耳眩晕

耳眩晕是中老年人较为常见的一种疾病。此病以突发的剧烈眩晕，并伴以耳鸣、耳聋及恶心呕吐为主症，相当于现代医学的梅尼埃病。该病常反复发作，有明显的缓解期。耳眩晕是一种内耳疾病。中医认为"诸风掉眩，皆属于肝"，肝肾阴虚，肝气郁结会导致该病的发生。一贯煎对该病有较好的疗效。笔者曾治一例 43 岁女性病人，平时体质较差，经常头晕眼花，因跟婆母争执后，头晕加重，伴恶心，耳鸣，在当地医院诊为耳眩晕，经对症治疗效果不显。就诊时，症见体质瘦弱，神情委顿，少气懒言，自诉发作时天旋地转，不敢移步，兼头胀而痛，胸胁胀闷，唇干口燥。舌红少苔，脉弦细。诊为肝肾阴亏，肝气郁滞。治以滋养肝肾、疏肝解郁，拟方一贯煎加味：生地黄 30g，沙参 20g，当归 15g，枸杞子 10g，天麻 10g，川楝子 10g，赭石 30g，郁金 10g，延胡索 10g，枳实 10g，麦冬 15g。水煎服，每日 1 剂。服 3 剂后眩晕好转，其他症状也减轻，再服 14 剂而症状痊愈。

### 五、阴虚肝郁之梅核气

梅核气一证，多为情志不遂，肝郁气滞，痰气互结，停聚于咽所致，以咽中似有梅核阻塞、咯之不出、咽之不下、时发时止为主要表现。临床以咽喉中有异常感觉，但不影响进食为特征。但临床也不乏阴虚而起者。方剂大家王绵之教授主张用一贯煎治疗阴虚肝郁所致的梅核气，有较好疗效。笔者曾治一例 35 岁女性病人，自觉近一年多来，咽喉如有物梗阻，吞吐不得，在当地医院耳鼻喉科检查，咽喉无明显病理变化。曾在当地医院服用中药半夏厚朴汤加减治疗，效果不显。就诊时除咽喉有物梗阻症状外，还见有头晕心烦，胸胁乳房胀痛，舌红苔少，脉弦细。诊为肝肾阴虚，肝郁气滞证。拟方一贯煎加减治疗：生地黄 30g，沙参 20g，当归 15g，枸杞子 10g，川楝子 10g，白芍 10g，栀子 10g，延胡索 10g，牡丹皮 10g，薄荷 6g。水煎服，每日 1 剂。服药 7 剂之后，咽部症状大减，头晕胸满等好转，继服 2 周后，诸症消失。

名中医教你开药方 1

# 肺肾同补之方——百合固金汤

百合固金汤出自《慎斋遗书》，由熟地黄、生地黄、当归、芍药、甘草、桔梗、玄参、贝母、麦冬、百合组成，主治肺肾阴亏、虚火上炎证，以咳嗽痰中带血、咽喉燥痛、手足烦热、舌红少苔、脉细数为辨证要点。方中熟地黄滋阴养血，补肾填精，滋水以降火；生地黄养阴滋肾而润燥，清热凉血而止血，共为君药。百合甘苦微寒，滋阴清热、润肺止咳；麦冬甘寒，滋养肺胃之阴，并润肺止咳；玄参咸寒，助二地滋阴壮水以清虚火，兼凉血解毒，共为臣药。白芍养血益阴，当归养血润燥，二药合则养血柔肝，使肝血足能制约肝火，以保肺金；贝母润肺化痰止咳；桔梗宣利肺气，化痰利咽，并载药上行，共为佐药。甘草调和诸药，为使药。全方诸药合用，共奏养阴清热、润肺化痰之效。本方现代常用于肺结核、气管炎、支气管扩张、慢性咽炎等属于肺肾阴虚者。

## 一、主治证辨识

百合固金汤原方主治肺肾阴亏，虚火上炎证。肺肾阴亏，虚火上炎，灼伤肺络，故咳嗽气喘，痰中带血；少阴肾经的经脉上挟于咽，肾阴亏损，虚火上炎，则咽喉燥痛；手足心热、骨蒸盗汗、舌红少苔、脉细数等，均为肺肾阴虚，虚火内扰之象。

"百合固金汤"是如何"固金"的？主要有三个方面：一是补肺肾之阴，方中使用百合、生地黄、熟地黄，具有较强滋补肺肾之阴的作用，因此肺肾阴虚是用方要点之一；二是有较好的清虚热作用，方中生地黄、玄参、麦冬可滋阴清热，故虚热是用方要点之二；三是有较好的润肺化痰作用，方中用百合和贝母润肺化痰止咳，故咳嗽是用方要点之三。

## 二、肺肾阴虚，肺窍失养之萎缩性鼻炎

萎缩性鼻炎是一种发展缓慢的鼻腔慢性炎性疾病，是鼻腔黏膜、骨膜与鼻甲骨的毛细血管管壁逐渐增厚、管腔缩小或闭塞，导致血液循环不良，其特点是鼻黏膜干燥、萎缩，鼻腔增大，嗅觉障碍，鼻腔内有大量黄绿色脓痂形成，带臭味者称为臭鼻症。中医称"鼻槁"。中医认为鼻为肺窍，若肺津肾水受损，气津不足，则鼻失濡养，肌膜枯槁。本病以阴虚为本，燥热为标，治疗应以养阴与清热并举。百合固金汤对该病有较好治疗作用。由于该病病

程长，故治疗初期见效慢。在口服药物治疗同时，可给予生理盐水清洗鼻腔，除去痂皮及臭味，使萎缩的黏膜获得刺激而恢复。笔者曾治一例 26 岁女性病人，患萎缩性鼻炎半年，曾用地塞米松或苯海拉明滴鼻，并口服藿胆丸、千柏鼻炎片、杞菊地黄丸、维生素 C 及维生素 $B_1$ 等药，服药后症状无明显好转。就诊时，鼻腔干燥、流浊涕、鼻塞、头痛、嗅觉敏感性下降，饮食可，大便略干，小便正常，时有干咳，舌质红，苔少，脉弦细数。诊为肺肾阴虚，虚火上炎证，拟百合固金汤加减：百合、北沙参各 15g，当归、生地黄、金银花、川贝母、麦冬、牡丹皮各 12g，炙甘草 6g。水煎服，每日 1 剂。服药 1 周后症状减轻，继续服用 1 个月，诸症全消。

临床上应用该方治疗萎缩性鼻炎时，可根据临床症状变化进行加减：若伴头昏痛，加白芷、川芎、野菊花；衄血或涕中带血丝者，加仙鹤草、墨旱莲；臭味重，加黄芩、知母、冬瓜仁；嗅觉障碍，加石菖蒲、霍香、薄荷、丝瓜络。服药期间，应以温热生理盐水冲洗鼻腔。

### 三、肺肾阴虚，咽喉失养之慢性咽炎

慢性咽炎病变主要在黏膜层，表现为咽部黏膜慢性充血，其血管周围有较多淋巴细胞浸润，也可见白细胞及浆细胞浸润。黏膜及黏膜下结缔组织增生。黏液腺可肥大，分泌功能亢进，黏液分泌增多。多见于成年人，病程长，易复发。各型慢性咽炎症状大致相似，如咽部不适感、异物感、痒感、灼热感、干燥感或刺激感，还可有微痛等，主要由其分泌物及肥大的淋巴滤泡刺激所致。可有咳嗽、伴恶心。中医认为咽喉为肺之门户，喉为肾所主。《类证治裁》说："肺为音所自出，而肾为之根，以肺通会厌，而肾脉挟舌本也。"肺肾阴虚，咽喉失却滋养而使咽部有灼热、异物感。肺肾阴虚的原因，多为热病后期，邪热灼阴，加之滥服抗生素，或早用苦寒，使之浮散，遏伏外邪，苦寒伤阴。故当务之急，重在养肺肾之阴。百合固金汤对该病有较好疗效。笔者曾治一例 55 岁男性病人，慢性咽炎病史 4 年，1 周前因感冒而诱发。就诊时，症见咽中干痛，有异物感，吞之不下，吐之不出，干咳咽痒。舌质红，苔薄黄，脉细弦数。辨证为肺肾阴虚，虚火上炎，拟方百合固金汤加减：南沙参、北沙参各 20g，麦冬 15g，石斛 15g，生地黄 15g，玄参 10g，百合 30g，黄芩 10g，木蝴蝶 3g，冬瓜子 15g，枸杞子 10g，桔梗 5g，甘草 3g。水煎服，每日 1 剂。服药 7 剂后诸症均有好转，仍有阵发性干咳，舌红，苔少，脉细数。上方去生地黄、玄参、冬瓜子，加生黄芪 15g，白术 10g，防风 5g，

继进 14 剂而愈。

## 善补阳者必于阴中求阳之方——肾气丸

肾气丸出自《金匮要略》，由地黄、山药、山茱萸、泽泻、茯苓、牡丹皮、桂枝、附子组成，具有温补肾阳的功效，主治肾阳不足证，以腰膝冷痛、小便不利或反多、舌质淡而胖、尺脉沉细为辨证要点。阴阳互根互用，阴生于阳，阳生于阴，欲温补肾阳，须于补阴之中温阳。方中重用干地黄滋阴补肾为君药。臣以山茱萸补肝肾、敛精气，山药益脾固肾，二药合用既助地黄增强滋阴补肾之力，又益阴摄阳，使虚阳不致浮越于外，补阴以生阳，使阳气生化有源。另有辛热的附子温补命门真火，复其气化之功；桂枝温阳化气、温通经脉，合附子以温壮阳气，并能温经散寒通脉。君臣药相配，意在于水中补火，含"阴中求阳""少火生气"之意，能微微生火，以鼓舞肾气。佐以茯苓、泽泻渗湿泄浊，又以牡丹皮之寒性与温补药相配，使补中寓泻，以利阴生阳长。本方现代常用于慢性肾小球肾炎、肾病综合征、性功能障碍、小儿遗尿、慢性前列腺炎、高血压、糖尿病等属于肾阳虚者。

### 一、主治证辨识

肾气丸原为肾阳不足，命门火衰证而设。肾为先天之本，人体元阳，对人体起着温煦、生化的作用，是人身气化的根本。腰为肾之府，肾阳不足，不能温养，则见腰膝酸软，下半身常有冷感；阳虚寒凝经脉，经气不畅，则见少腹拘急；肾主水，肾阳虚衰，不能化气行水，则见小便不利；若肾虚不能摄水，则小便反多，入夜为甚；舌淡胖，脉沉迟皆为肾阳虚弱之象。至于痰饮、水肿、脚气、消渴、转胞等虽各不同，但其病机皆为肾阳不足，水液泛滥。

明朝御医薛立斋在其所著的《薛氏医案》中记载有一个案例：病人为 50 多岁的举人，平时性生活过度，得了一个怪病，每日发热、烦躁不安，体质特别虚弱，曾服过几位医生的药，皆不见好。他们认为该病人属阴虚内热，故多用滋阴清热之药，但该病人的病越治越重，甚至起不来床了，于是请来薛立斋。薛氏发现该病人脉沉弱，认为该病是该病人长期酒色过度而使肾阳虚所致，用一斤金匮肾气丸的料熬成汤，让病人喝，病人喝了 6 碗，喝完后，睡了一宿，第二天早上诸症皆退。病人明明发热，为什么用清热的药效果不好，用补肾阳的药物反而取得好的效果呢？这里涉及肾阴虚、肾阳虚的辨识问题。肾虚一般分为两种，即肾阴虚和肾阳虚。肾阳虚的主要特点是：怕冷、四肢冰凉、腰膝酸痛等。与肾阳虚相对应的就是肾阴虚，肾阴虚最大的特点就是有内热，具体表现为：病人一年四季比别人怕热，经常手脚发热，特别是手心、脚心、心口烦热，也即中医所谓的五心烦热，病人精力也比较充沛，经常眼干、口干、大便干。这是肾阴虚和肾阳虚的通常表现。肾阴虚，就要滋补肾阴，选方六味地黄丸；如果是肾阳虚，则要补肾温阳，选用金匮肾气丸。六味地黄丸局限于补肾阴，没有补肾阳的作用，如果阳虚的病人吃了六味地黄丸，阳虚不仅得不到缓解，反而会加重，如出现腹泻、手脚冰凉加重等。在辨识肾的阴虚、阳虚的过程中，也会遇到一些特殊情况，如当肾阳虚损到一定程度，也会出现虚阳上浮的假热现象。薛氏医案中记载的病人全身发热、焦躁难安，就是虚阳上浮的表现，因肾阳不足了，仅存的一点虚阳就会浮越到体表来，造成假象。薛立斋一把脉，发现之前的医生竟然治反了，所以采用肾气丸立即见效。

## 二、肾阳虚衰，卫外不固之汗证

笔者曾治一例 56 岁女性自汗病人，病人近 2 个月来出汗特别多，动则汗出，伴体倦乏力，口干。就诊时除自汗、口干外，还伴有畏寒肢冷，腰酸头晕，饮食胃口尚可，二便正常，舌淡红，边有齿印，脉沉细。诊为气阴两虚证，拟肾气丸加减：制附子 10g，桂枝 10g，熟地黄 20g，山萸肉 15g，山药 20g，茯苓 10g，牡丹皮 10g，泽泻 10g，白芍 10g，炙甘草 6g，生姜 3 片，大枣 10 枚，杜仲 20g，黄芪 30g，补骨脂 20g，浮小麦 30g。水煎服，每日 1 剂。服用 7 剂后，乏力、自汗、头晕均减，口干、腰酸依然，舌淡红，边有齿印，脉沉细。原方去茯苓、牡丹皮、泽泻，加党参 30g，白术 10g，防风 10g，五味子 10g，服药 7 剂后诸症消除。本例病人临床表现中，既有畏寒肢冷，又觉口中干渴，白天动则汗出，病机较为复杂，但总以阳虚为主，而阳虚及阴，阴分亦亏。用药既温其阳、固其表卫，又益其阴，阴阳并调、刚柔互济。故用金匮肾气丸阴中求阳，但加重附、桂剂量，合用益气固卫药，使全方以扶助阳气为主，调和营卫。

## 三、肾阳虚衰不能化气行水之慢性心力衰竭

慢性心力衰竭临床多表现有双下肢水肿，胸闷，气喘，腹胀，纳差等。

查体可见颈静脉怒张，肝－颈静脉回流征阳性，双下肢指凹性水肿等，中医辨证以脾肾阳虚证型多见。脾为后天之本，肾为先天之本。慢性心力衰竭既有脾胃运化失常的症状表现，又有肾阳亏虚，水湿泛滥之证。脾肾双亏，究竟补脾还是补肾？严用和明确指出："肾气若壮，丹田火经上蒸脾土，脾土温和，中焦自治，膈开能食矣。"张景岳本《黄帝内经》"肾为胃之关"之论，更有见地地说："夫胃为五脏六腑之海，而关则在肾，关之为义，操北门锁钥之柄，凡一身元气消长，约束攸赖。故许知可云：补脾不若补肾者，谓救本之道，莫先乎此也。诚万古不易之良法。"肾气丸对该病的治疗有较好的疗效。笔者曾治一例 65 岁的男性病人，病人自诉一年来胸闷、气喘，双下肢水肿反复发作，在当地医院诊为慢性心力衰竭，曾服六味地黄丸、复方丹参片、参松养心胶囊等，效果不显。就诊时自诉每日步行不能超过 1000 米，经常头晕，心慌，气喘，胸闷，夜尿频繁，每晚 5~6 次，口干，但饮水不多，恶寒怕冷，气怯声低，纳食不香，大便稀溏，双下肢轻度水肿，舌质淡胖，苔水滑，脉沉弦。辨为脾肾阳虚证。西药给予螺内酯片 20mg，每日 1 次。拟方肾气丸加减：制附子 10g，桂枝 10g，熟地黄 20g，山萸肉 15g，山药 20g，茯苓 10g，牡丹皮 10g，泽泻 10g，车前子 15g，补骨脂 20g，益母草 30g。水煎服，每日 1 次。服药 1 周后症状减轻，后连服 2 个月，每晚夜尿 1 次，凌晨口干基本消失，纳食正常，大便正常，已不怕冷，双下肢水肿消失，无胸闷，气喘，心慌等。嘱停服螺内酯，继续长期服用金匮肾气丸。

## 四、肾阳虚衰，气不化津之 2 型糖尿病

糖尿病属中医"消渴"范畴，该病名最早在《黄帝内经》中就有记载，先贤认为消渴病的发生与体质和饮食因素有关，多发于"五脏皆柔弱者""此肥美之所发也，此人必数食甘美而多肥也"。消渴可分为上、中、下三消，唐代著名医家王焘在《外台秘要》引隋甄立言《古今录验》云："消渴病有三：一渴而饮水多，小便数，无脂似麸片甜者，此皆消渴病也；而吃食多，不甚渴，小便有油者，此消中病也；三渴而饮水不能多，小便数，阴痿弱，但腿肿，脚先瘦小，此肾消病也。"其中"肾消"即"下消"，为肾阳虚所致。肾为先天之本，主藏精、主生长发育和生殖，主水主纳气，消渴的病机就和肾气关系非常密切。在生理条件下，肾气的作用就是气化，对全身水液的调节起到重要的作用，它可以助脾将摄入的水分变成津液，并将其布散周身，上输于肺，通过肺的肃降作用，如"雾露之溉"布散到下部各个脏腑，使其得

到津液的滋养和濡润，此即《素问》所云："地气上为云，天气下为雨，故雨出地气，云出天气。"肾气亏虚，气化无力，导致津液输布障碍，脏腑失其濡润。肺失濡润，则表现为口渴欲饮，口干；脾胃失其濡润，则表现为大便秘结或是中焦火盛而致消谷善饥；肾失濡润则表现为乏力、尿多。《金匮要略·消渴小便不利淋病脉证并治》中说："男子消渴，小便反多，以饮一斗，小便一斗，肾气丸主之。"历代医家依据条文，用肾气丸治疗2型糖尿病，并取得较好疗效。肾气丸在大剂量补肾阴的药物中佐以少量扶助肾气之品，用大量滋补肾阴药来增其水，用少量扶助肾气药来开其源，故其在临床运用过程中对改善2型糖尿病口渴、尿多症状疗效较好。

笔者曾治一例46岁男性病人。病人有2型糖尿病病史3年，口服降糖药二甲双胍、格列本脲治疗，血糖控制不理想，空腹血糖在8~10mmol/L，餐后血糖9~12mmol/L。就诊时，病人口渴、尿多症状较重，自诉每晚小便有5~6次，尿色白清长，畏寒肢冷，双下肢乏力，舌淡，苔白，脉沉细。诊为消渴肾气不足证，拟温肾纳气、固肾缩尿之法，除继续服口服降糖药外，处方：制附子10g，桂枝10g，熟地黄20g，山萸肉15g，山药20g，茯苓10g，牡丹皮10g，泽泻10g，益智仁15g，乌药10g，补骨脂20g。水煎服，每日1剂。服药2周后，口渴、尿多症状均好转。血糖也有明显下降，空腹血糖在5~8mmol/L，餐后血糖7~9mmol/L。继续服用该加减方20剂，血糖控制在正常范围内。

## 滋阴降火之方——当归六黄汤

当归六黄汤出自金元四大家之一李东垣的《兰室秘藏》，由当归、生地黄、黄芩、黄柏、黄连、熟地黄、黄芪组成，具有滋阴泻火、固表止汗的功效，主治阴虚火旺盗汗证，以发热盗汗、面赤心烦、小便黄赤、舌红苔黄、脉数为辨证要点。被李东垣称为"治盗汗之圣药也"。《医宗金鉴·删补名医方论》曰："寤而汗出曰自汗，寐而汗出曰盗汗。阴盛则阳虚不能外固，故自汗；阳盛则阴虚不能中守，故盗汗。若阴阳平和之人，卫气昼则行阳而寤，夜则行阴而寐，阴阳既济，病安从来？惟阴虚有火之人，寐则卫气行阴，阴虚不能济阳，阳火因盛而争于阴，故阴液失守外走而汗出；寤则卫气复行出于表，阴得以静，故汗止矣。"方中当归、生地黄、熟地黄滋阴养液，黄芩泻上焦火，黄连泻中焦火，黄柏泻下焦火，令全身的虚火得清。又于诸寒药中

名中医教你开药方1

加黄芪，益气实卫固表止汗，又可合当归、熟地黄以益气养血。

## 一、主治证辨识

当归六黄汤原方为阴虚火旺所致的盗汗而设。阴亏虚不能制火，虚火迫津外泄，则盗汗；虚火上炎，故见面赤心烦；火耗阴津，乃见口干唇燥；舌红，苔黄，脉数皆内热之象。对当归六黄汤主治证辨识时应注意以下三个方面。第一，该证一般不限于某一种疾病，在不同的疾病当中，如更年期综合征、甲亢、高血压、糖尿病、中风后遗症、耳鸣及失眠均可出现。病人一般以女性为多，因女性月经不调易耗损阴血，出现阴虚火旺证，如女性更年期以潮热、盗汗、心烦、失眠为主症，就是明显的阴虚火旺症状。第二，阴虚火旺证发热一般多为低热，或自觉发热，体温不高，多伴有失眠。第三，阴虚可导致气虚，后期常需配伍补药。

## 二、阴虚火旺，迫津外泄之盗汗

笔者曾治一例 52 岁女性病人。病人自诉发热已有 3 年，体温在 37.5℃上下，曾在当地多家医院求治，一直查不出发热原因，诊断结果是不明原因发热。近 1 个月来出现失眠、多梦，头昏头痛等症。就诊时，心烦寐少，时时盗汗，入夜为甚，舌红，苔薄黄，脉弦细数。诊为肝肾阴耗，阴不敛阳，虚火上炽。拟当归六黄汤加味：当归 15g，生地黄 30g，熟地黄 30g，知母 15g，龟甲 30g（先煎），黄柏 10g，黄连 10g，北黄芪 30g，龙骨 30g（先煎），牡蛎 30g（先煎）。水煎服，每日 1 剂。服药 7 剂后热退，汗除，仍感乏力，头痛。因考虑阴阳互根，阴液长期亏损，必然会导致阳气不足。嘱其继续服用原方，同时服用补中益气汤益气升阳，甘温除热，服药 3 周后，症状全消。

## 三、阴虚火旺，阴津受伤之口腔溃疡

《圣济总录·口齿门》谓："口疮者，由心脾有热，气冲上焦，重发口舌，故作疮也。"本病初起在心脾，但久病不愈或久治不愈者，多现阴虚火旺，或因心脾积热，热盛伤阴，或因治疗时滥施苦寒泻火之品，攻伐太过，耗气伤阴，则虚火愈炽；或因酒色劳损，素体肝肾亏虚。故本病虽与全身脏腑功能失调有关，但主要以肾阴虚为主，乃肾阴不足，虚火上炎所致，故治以当归六黄汤滋阴降火可取得较好效果。

笔者曾治一例 49 岁女性病人，口腔溃疡反复发作 5 年余，每月发作 1~2

次。就诊时，见舌尖及两颊黏膜多处溃疡，疼痛剧烈，伴头昏、腰酸乏力，盗汗，舌质暗红有瘀斑，脉沉细数。诊断为口腔溃疡，证属肝肾阴虚，虚火夹瘀。治以滋阴降火、活血散瘀。拟方当归六黄汤加减：熟地黄 20g，生地黄 20g，当归 15g，黄连 10g，黄柏 10g，黄芩 10g、女贞子 10g，山药 20g，牡丹皮 10g，赤芍 10g，生黄芪 20g，牛膝 20g，山茱萸 10g。水煎服，每日 1 剂。服用 7 剂后，部分小溃疡开始愈合，疼痛缓解，又原方继服 14 剂，口腔溃疡痊愈。随访半年未发。

应用本方治疗口腔溃疡时，可随证加减：兼心脾积热者，加炒山栀、黄连、淡竹叶；兼中焦虚寒者，加党参、白术、干姜；兼便秘者，加火麻仁、郁李仁。

## 阴阳并补之方——地黄饮子

地黄饮子出自《圣济总录》，由熟地黄、巴戟天、山茱萸、石斛、肉苁蓉、炮附子、五味子、肉桂、茯苓、麦冬、石菖蒲、远志组成，具有滋肾阴、温肾阳、化痰开窍的功效，主治暗痱证，以足废不能用、舌强不能言、肢冷、舌淡苔白滑润、脉沉细无力为辨证要点。方中熟地黄与山茱萸滋补肾阴，肉苁蓉、巴戟天温壮肾阳，四药合用，阴阳两补，温补下元，为君药。附子、肉桂助阳益火，并能引火归原，使浮阳返归于肾；石斛、麦冬、五味子滋阴壮水，其中五味子与山茱萸合用尤可固肾收脱，使肾气摄纳有根。五药合用，亦阴阳两补，共为臣药。石菖蒲、远志、茯苓合用，功能开窍化痰，配诸补肾药尤能交通心肾，是为佐药。现代用法中少加薄荷、姜、枣为引，其中薄荷辛凉轻散，引诸药上行以宣窍；姜、枣健胃和中，调和营卫，为佐使药。诸药合用，使下元得以补养，浮阳得以摄纳，水火相济，痰化窍开，则暗痱可愈。本方现代常用于冠心病、脑血管意外、晚期高血压、脑动脉硬化、中风后遗症、脊髓炎等属于阴阳两虚者。

### 一、主治证辨识

地黄饮子原方主治肾阴阳两虚之暗痱证。肾阴阳两虚，虚阳上浮，痰浊上泛，堵塞窍道而致"暗"证，即舌强不能言语；肾虚骨不胜任，故足废不用，即"痱"证。肾精亏耗，津不上承，故口干不欲饮。肾阴阳两虚证多见于疾病后期或是年老体弱者。

## 二、肾阴阳两虚之更年期综合征

更年期综合征指妇女绝经前后出现雌激素波动或减少所致的一系列以自主神经系统功能紊乱为主，伴有神经心理症状的一组症候群。临床主要表现为面部烘热、自汗、盗汗、烦躁易怒等症。中医认为该病与肾虚密切相关，肾主藏精，主管人体生长发育生殖。妇女 49 岁左右，肾气亏损会出现更年期的各种症状，并会逐渐停经。肾阴虚、肾阳虚均可导致该病发生，但笔者在临床上发现肾阴阳两虚型在该病发病中占有较大比例。运用该方治疗有较好疗效。

笔者在自序中曾介绍过治疗该病的体会。一位 45 岁的女性更年期综合征该证病人，自诉腰痛、体倦乏力半年，伴面部烘热感、自汗、盗汗，但双下肢恶风、恶寒，舌红，苔薄，脉沉弱。曾服六味地黄丸反增双下肢乏力。诊为肾阴阳两虚证，拟地黄饮子加减：熟地黄 30g，山茱萸 15g，巴戟天 30g，肉苁蓉 30g，附子 10g，肉桂 3g，石斛 15g，麦冬 15g，五味子 10g，浮小麦 30g，煅牡蛎 30g（先煎）。水煎服。嘱病人先服 1 周，并观察症状变化，结果病人服药 3 天后，出汗减少，双下肢恶寒减轻，对治疗信心大增，后连续服 3 周，诸症痊愈。

## 三、肾阴阳两虚，骨髓失养之脊髓型颈椎病

脊髓型颈椎病是由于颈椎椎体退化及相邻软组织（如椎间盘突出、椎体后缘骨刺、后纵韧带骨化、黄韧带肥厚或钙化、椎管狭窄等）的退变造成了对脊髓的直接压迫，加上剧烈的运动或长期的不良姿势等动态因素的影响，导致脊髓受压或脊髓缺血，继而出现脊髓的功能障碍，临床表现如脊强项痛，四肢麻木无力、活动不灵、走路时有踩棉花的感觉，咽痛喑哑等。其病机涉及多个方面，其中肾精亏虚，虚阳上浮，痰火上扰，肢体清窍失养在发病中占有较大比例。《景岳全书·痿证》中论及该类痿证时说："元气败伤，则精虚不能灌溉，血虚不能营养者，亦不少矣。"地黄饮子滋阴补阳、化痰开窍，对该证有较好的治疗作用。笔者曾治一例 55 岁男性病人，颈椎病病史 3 年，3 个月前行颈椎脊髓减压术，术后仍觉得颈痛胸闷，头昏，行走困难，遂求治于中医。就诊时，自觉头晕、视物模糊、咽喉疼痛、喑哑、胸闷心悸，躯体有裹束感，畏寒四肢乏力，行走困难，便溏溲多，夜寐失宁，舌质淡，苔薄腻，脉沉细。诊为肾阴阳两虚证，拟方地黄饮子加减：生地黄、熟地黄

各 30g，制附片 10g，山萸肉 15g，巴戟天 15g，桂枝 10g，五味子 5g，茯苓 15g，远志 10g，石菖蒲 10g，郁金 10g，杜仲 15g，补骨脂 20g，三棱 15g，莪术 15g，炙甘草 10g，天麻 15g，龟甲 30g，鹿角胶 10g。水煎服，每日 1 剂。服药 2 周后，颈痛胸闷缓解，体松肢轻，步态稳健，二便正常，再服 14 剂后，诸症状均见缓解。本案以地黄饮子滋阴补精、温阳益气、化痰清窍，并加入三棱、莪术加重活血之功，郁金宽胸利气，使之上清以解头晕头痛，中通以疏经髓、宽胸胁，下达以利二便，肝肾得养则筋骨渐坚。

### 四、肾阴阳两虚，骨髓不充于脑之小脑萎缩

小脑萎缩又称脊髓小脑萎缩症，是一种家族显性遗传的神经系统疾病，只要亲代其中一人为此疾病病人，其子女将有 50% 的概率遗传此症并发病。这类病人发病后，行走的动作摇摇晃晃，有如企鹅，因此被称为企鹅家族。中医理论认为肾精亏虚是其基本病机，肾精亏损，髓海空虚，脑失所养致小脑萎缩，以补肾填精益髓为治法组方遣药是临床共识。

国医大师张琪教授曾用该方治疗一例小脑萎缩病人。病人 20 多岁，男性，在一次救火时被浓烟熏倒，昏迷不醒。经抢救，保住了生命。但因一氧化碳中毒，导致小脑受损，出现失语，步履蹒跚，需两三个人扶持，才能勉强走几步。在上海、北京等地多方求医而未能见效。西医无针对此的治疗方法。病人家属执意让张老治疗。张老先用王清任的补阳还五汤治疗，但病人服用数月后，未见丝毫效果。张老改投地黄饮子，病人服用半年后疗效渐显，一年后竟康复，结婚生子。该方是主治喑痱的名方，对于中风病人语言功能的恢复，有一定促进作用。还可用于治疗脊髓空洞症、脑挫伤后遗症、进行性肌营养不良、脑萎缩、痴呆症等，也能获得较好的疗效。临床加减：偏阴虚，去附、桂，加鳖甲、墨旱莲、竹沥、胆南星；脊髓空洞症，加人参、黄芪、女贞子、山药；脑挫伤后遗症，加龙骨、生铁落；进行性肌营养不良，加紫河车、菟丝子、木瓜、鸡血藤、千年健；脑萎缩、痴呆症，加紫河车、淫羊藿、益智仁、红参、鹿角胶。

### 五、肾阴阳两虚，骨髓失养之脊神经根炎

脊神经根炎为多种原因所致的脊神经根的炎性或变性病变的总称。病变可侵及颈、胸、腰、骶任一节段的脊神经根，临床上以颈胸神经根和腰骶神经根最常受累，常表现为一侧或两侧肩臂部的疼痛、麻木、无力，疼痛常沿

名中医教你开药方 1

上肢外侧或内侧远端放射，咳嗽、用力及解便时加重。

　　天津现代名医黄保光曾治一例 5 岁男性病儿，全身瘫痪 1 个月。病儿于 1 个月前突然全身拘急无力，继而全身瘫痪，足不能行，声不能言，需人喂食，舌淡，苔薄白，脉沉细。天津市儿童医院诊为脊神经根炎，服用三磷酸腺苷（ATP）、加兰他敏，维生素 $B_1$ 及针灸治疗无效。黄氏诊为喑痱证，认为该病为肾精亏损，下元虚弱所致，以地黄饮子加减治疗：熟地黄 10g，杭萸肉 10g，肉苁蓉 6g，巴戟天 6g，石斛 10g，肉桂 3g，制附子 6g，五味子 3g，白茯苓 6g，远志 6g，石菖蒲 6g，麦冬 6g，薄荷 3g。共服 27 剂，病人四肢活动恢复正常，临床症状完全消失。随访未见复发。

第五章　补益类方

# 第六章　泻下类方

　　泻下类方是以泻下药为主组成，具有通便或逐水等作用，用于里实证的一类方剂。属于"八法"中"下法"的范畴。泻下剂在使用过程中应注意以下几点：里未成实者，不宜用泻下剂；里已成实，但表邪未解者，亦不宜单独应用泻下剂，此时，宜采用"先解表，后治里"，或表里双解之法；泻下剂除润下剂较为和缓外，其余均属峻烈之剂，因此，年老体弱、孕妇、产妇均应慎用或禁用；泻下剂大都易伤胃气，应用时宜"见效"即止。

## 攻补并用之方——温脾汤

　　温脾汤出自《备急千金要方》，由大黄、人参、甘草、干姜、附子组成，具有泻下寒积、温补脾阳的功效，主治阳虚寒积腹痛，以脐腹冷痛、下利或便秘、手足不温、苔白、脉沉弦迟为辨证要点。方中附子走而不守，温壮脾阳以散寒凝；大黄泻下，其性虽属苦寒，但与辛热之附子相伍，制性存用，则奏温下之效。两药共为君药，此乃仿张仲景大黄附子汤之法。干姜辛热，既能温脾散寒，又可增强附子对大黄的制约，为臣药。然本方证尚有脾阳不足，故又选用人参、甘草补益脾胃之阳气，并使大黄下不伤正，为佐药。甘草并能调和诸药，兼以为使药。诸药合用，具有寓温补于攻下之中的配伍特点，是温补泻下法的代表方。本方现代常用于急性肠梗阻、幽门梗阻、慢性肾功能不全、尿毒症等属阳虚冷积内停者。

### 一、主治证辨识

　　温脾汤原方主治寒积腹痛证。寒邪积滞阻结于肠道，可致传化失职，故大便秘结；寒性凝泣，寒实内结于肠道，可致升降之气机痞塞，兼之大便不通，不通则痛，故见腹部或胁下疼痛。此时，"非温不能散其寒，非下不能去其积"（《成方便读》），只有温里通便之法才能去其寒实积滞。

现代中医大家章次公对该方深有研究，他总结温脾汤的适应证为三条："营养不良，脉沉细，一也；病后之便秘多日，二也；目的临时通便二次者，三也。"章氏解释温脾汤温下法的作用言简意赅："温者，镇其痛；下者，去其肠所积。"归纳起来就是说：一是本方证的病机包括正气虚，多是阳气虚损，此是里寒之根源；二是本方适应证的主要症状为便秘；三是本方的主要作用是通便。

## 二、阳虚寒凝之寒性便秘

便秘是临床常见的复杂症状，而不是一种疾病，主要是指排便次数减少、粪便量减少、粪便干结、排便费力等。脾肾阳虚所致的寒性便秘，一般伴有排便困难，便意感淡漠，大便间隔 3~5 天，且排出困难，常伴有腹部胀满、食欲不振、畏寒肢冷、体倦乏力等症状，同时，伴有剧烈腹痛，这与寒主凝滞、不通则痛有关。病人往往有便意，却无法顺利排便，或排便后仍有残便感，会感到强烈腹痛，排出硬块状的大便，甚至会出现便秘与腹泻反复交叉的状况。本证用温脾汤治疗有较好效果。笔者曾用该方治这类病证 100 多例，效果良好。

笔者曾治一例 46 岁男性病人，病人便秘 3 年，自诉近 3 年来，3~5 天一次大便，大便干，排便困难。曾自服通便茶并多方寻医治疗，效果不显，近一个月来，便秘加重，1 周才有一次大便，排便困难，遂来求诊。就诊时，自诉便秘，1 周一次大便，大便干，有时也会出现腹泻，但次数少，伴腹部胀满，时有疼痛，四肢发冷，特别怕冷，舌质淡，苔薄腻，脉沉弦。诊为脾肾阳虚证，拟方温脾汤加减：大黄 10g，熟附子 15g，干姜 10g，红参 10g，当归 10g，肉苁蓉 20g，火麻仁 15g，炙甘草 10g。水煎服，每日 1 剂。服药 1 周后，大便每日一次，腹痛、腹胀症状缓解。继续服用上方 14 剂，症状均基本消失，大便正常。

## 三、阳虚寒凝，湿毒内停之肾功能不全及尿毒症

尿毒症病人最常见厌食、纳差、上腹饱胀、恶心、呕吐、便秘等消化道症状，本病属于中医学的"关格""肾劳"等范畴，其病机为本虚标实、虚实夹杂，多为脾肾阳虚、浊邪壅盛所致。肾阳不足，阴寒内生，留于胃肠，阴气固结，阳气不运，使肠道传运无力而见便秘；肾阳虚致脾土失于温煦，

脾不健运，浊邪内攻，传导失司，出现纳呆、食少、胃满、腹胀、恶心呕吐；阳虚温煦无权则畏寒肢冷；脾肾两虚，水谷精微不得输布全身，气血生化乏源，肌肉筋骨失于濡养，故见腰酸腿软、倦怠乏力、消瘦等营养不良表现。该病证与温脾汤的主治证病机相符，采用温脾汤治疗有较好的效果。笔者曾治一例46岁男性病人，有家族高血压和肾功能衰竭病史，病人5年前出现高血压，因担心降压药的不良反应，未进行正规降压治疗，血压未有效控制，3年后出现慢性肾功能衰竭，处于氮质血症期，曾服过中西药治疗，效果不显。就诊时，自诉便秘，3~5天一次大便，畏寒，四肢发冷，舌淡，苔白，脉沉缓。血压：160/100mmHg，尿素氮（BUN）：17mmol/L，肌酐（SCr）：235μmol/L。拟温脾汤加减：大黄10g，红参10g，附子15g（先煎），干姜10g，炙甘草6g，黄芪30g，肉苁蓉20g，枳实10g，白术10g，丹参20g，水蛭5g。水煎服，每日1次。服上方14剂后，诸症明显减轻。继续服药2个月，症状消失，血压140/88mmHg，BUN：7.8mmol/L，SCr：136μmol/L。

### 四、阳虚寒凝，肠道阻滞之慢性结肠炎

慢性结肠炎是临床常见病，主要累及直肠和结肠，主要表现为腹痛、腹泻、黏液脓血便和里急后重，病情严重者便如白冻，可伴食欲不振、恶心呕吐。其致病因素不外感受外邪、饮食所伤、七情不和及脏腑虚弱，主要病机为脾虚湿盛，冷积宿食内结。本病初起以邪实为主，日久或反复发作，耗伤正气，则多属虚实夹杂证，临床治疗可根据病证特点，攻补兼施。由于病人冷积宿食内结，单纯健脾固摄止泻往往不能取得较好疗效。运用温脾汤攻补兼施治疗慢性结肠炎有较好疗效。临床运用时，若腹部胀满者，加厚朴；脘胀者，加砂仁、木香；腹痛者，加延胡索；便带黏液量多者，加荆芥炭。

笔者曾治一例38岁女性病人，病人于一年前因饮食不洁，突发急性腹泻，每日10余次，在当地医院诊为急性肠炎，予口服诺氟沙星、呋喃唑酮治疗，症状缓解。近1年每因受寒、饮食不节，则腹痛、腹泻复发，自服抗生素无效。经肠镜检查诊为慢性肠炎。就诊时症见：面色萎黄，形体消瘦，神疲乏力，畏寒，纳呆，腹部胀满，大便有黏液，排便不畅，舌淡，苔白腻，脉沉弦。证属脾阳不足，冷积停聚肠间，乃虚实夹杂。治宜温补脾阳，攻下宿积。处方：生大黄5g，制附子10g，荆芥炭、党参各30g，炮姜、炙甘草各10g，白芍15g，厚朴10g，炒生姜、麦芽各30g。水煎服，每日1剂。服3剂泻止，后以参苓白术散合补中益气汤加减，扶助正气。共服药30剂，症状消失。随

访 1 年未复发。

# 攻润相合之方——麻子仁丸

麻子仁丸出自《伤寒论》，由火麻仁（麻子仁）、芍药、枳实、大黄、厚朴、杏仁、蜂蜜组成，具有润肠泻热、行气通便的功效，主治脾约证，以便秘、小便频数、舌红、苔黄干为辨证要点。方中火麻仁质润多脂，既能滋脾润燥，又能滑肠通便，故重用为君药。大黄虽属苦寒之品，但它既能泻下，又能清热，因胃有燥热，故需用之。肺与大肠相表里，故又选用质润多脂，既能润燥通便，又能宣肺降气之杏仁以奏"开上通下"之效。芍药（本方证宜用白芍），质滑性寒，养阴和里，有助于滋脾润燥，滑肠通便。三药各有所司，但合而又有增强通便之效，并可使大黄下不伤阴，共为臣药。枳实、厚朴下气破结，既可助君药之通便，又可防火麻仁之腻滞，为佐药。蜂蜜养胃润肠为使。合而为丸，有润下、缓下之效。本方现代常用于习惯性便秘、痔疮合并便秘、肠结核等属肠胃燥热，津液不足者。

## 一、主治证辨识

麻子仁丸原方为脾约证而设。脾约即脾的功能受到约束，不能为胃行其津液。脾之所以不能为胃行其津液，主要为胃强所致，而非脾之虚弱，即脾因受胃中燥热限制，而不能发挥其输布、运化津液的功能，致肠道津亏，津液但输膀胱，故见便秘和尿频之临床表现。麻子仁丸为胃强脾弱而设，本应扶脾抑胃，然脾虚之人，怎能受小承气汤之攻下？本方的脾约证，并非脾虚证，主要是胃土偏实，脾无以相应。脾胃升降相辅相成，胃土实不降，脾土何以升，病之本仍在胃土，脾不过受传变影响而已。清代著名医家张路玉在《伤寒缵论》中言："若果脾弱，即当补矣，何为麻仁丸中反加大黄、厚朴、枳实乎？仲景言胃强，原未言脾弱，况其所谓胃强，正是因脾之强而强。盖约者，省约也，脾气过强，将三五日胃中所受之谷，省约为一二弹丸而出，全是脾土过燥，至令胃中之津液日渐干枯，所以大便为难也。设脾气弱，即当便泄矣，岂有反难之理乎？因此本方方证并非虚证，应为阳明燥结轻证之实证，应属仲景承气类方。"所以在运用本方时要紧紧抓住便秘和尿频这两个症状，其中便秘是以热性便秘为主，而尿频则以小便清长为主。

## 二、胃肠燥热，脾不能布津之 2 型糖尿病

多尿、尿频是 2 型糖尿病发病过程中的常见症状，其中胃热是其常见病机，临床上 2 型糖尿病伴便秘者与本方证相符合，所以用本方汤剂治疗 2 型糖尿病伴便秘病人有较好疗效。除此以外，本方既无大承气汤峻下之虞，又无小承气汤轻下之不足，作用缓和，是肛肠科理想的缓下剂，可作为痔疮、肛瘘、肛裂、直肠脱垂或相关手术后的辅助用药，可有效防止因大便干结引起的痔核破损，特别是防止肛肠疾病术后第 1 次排便引起的疼痛和出血，同时又有效地防止了痔疮、肛瘘、肛裂、肛周脓肿等并发症的发生，缩短了愈合期。

笔者曾治一例 72 岁男性病人。病人有糖尿病病史 10 年，坚持服用格列齐特、二甲双胍，血糖控制较好，晨起空腹血糖多在 6.7mmol/L。近 1 个月来，小便次数多，尿色白清长，特别是夜间尿多，每晚 5~6 次，影响睡眠。同时大便坚硬，3~5 天一次，血糖 10.2mmol/L。在当地医院就诊，医生建议病人改为胰岛素治疗，病人不愿意，遂求治于中医。就诊时，口干，舌质淡，苔黄略黄腻，脉关部略滑，尺部重按无力。诊断为消渴病，证型为脾肾亏虚、胃热蕴结。以麻子仁丸加减治疗：火麻仁 30g，枳实 10g，厚朴 10g，杏仁 10g，肉苁蓉 20g，大黄 6g，白芍 10g，肉桂 6g，甘草 10g。上药服用 3 剂后，大便开始通畅，小便每晚减为 3 次。10 剂药后大便每日 1 次，小便每晚 1~2 次。血糖恢复至原有水平。笔者曾用该方加减治疗 2 型糖尿病伴便秘者 100 例以上，均有较好效果，并总结了相关治疗经验，在核心期刊发表论文一篇。

# 第七章　理气类方

理气类方以理气药为主组成，具有行气或降气的作用。用以治疗气病的方剂，统称为理气剂。气病的范围颇为广泛，但归纳起来，不外气虚、气滞、气逆三方面。气虚证宜补，已在补益类中论述，本章主要论述气逆证和气滞证的方剂。本类方剂多属辛燥之品，易伤津耗气，应适可而止，慎勿过剂。尤其对津亏气虚、阴虚火旺、阴血不足者，以及孕妇，均当慎用。

## 上实下虚之方——苏子降气汤

苏子降气汤出自《太平惠民和剂局方·卷三》，由紫苏子、半夏、当归、炙甘草、肉桂、前胡、厚朴、生姜、大枣、紫苏叶组成，具有降气平喘、祛痰止咳的功效，原方主治痰涎壅盛、上实下虚之喘咳，以咳嗽、气喘、胸膈满闷、舌淡、苔白或腻、脉弦滑为辨证要点。方中重用紫苏子降气化痰、止咳平喘，为君药。半夏降逆祛痰；厚朴降气平喘，下气宽胸；前胡宣降肺气，祛痰止咳。三药合用，助君药降气祛痰平喘，共为臣药。君臣相配，以治上实。肉桂温补下元，纳气平喘；当归辛甘温润，既可治咳逆上气，又可养血润燥，合肉桂以温补下元；生姜、紫苏叶温肺散寒、和胃降逆。共为佐药。大枣、甘草和中，调和诸药为使。诸药相合，治上顾下，标本兼顾，使气降痰消，则喘咳自平。本方现代常用于慢性支气管炎、肺气肿、肺源性心脏病、支气管哮喘等属上实下虚者。根据本方的组方特点，临床使用时要注意以下几个方面。

### 一、主治证辨识

苏子降气汤原方主治上实下虚之喘咳证。所谓"上实"，即痰涎壅肺，肺失宣降，故见喘咳痰多，胸膈满闷，痰涎量多，质稀色白，苔白滑或白腻；

所谓"下虚"，即肾阳不足，故见腰酸脚软；肾不纳气，故见咳喘短气，呼多吸少。本方证虽属"上实下虚"，但以上实为主，下虚为辅。

### 二、药物配伍与剂量

本方主治证虽为上实下虚的喘咳证，但病机还是以上实为主，下虚为辅。上实为寒痰阻肺，肺气上逆；下虚为肾气虚弱，肾不纳气。在组方用药用量方面，治上实的药物应重用，方中降气化痰、止咳平喘的药物紫苏子、半夏、厚朴、前胡用量宜大，紫苏子、半夏的成人剂量一般为10~20g，厚朴为10g，前胡为10g；治下虚的药物肉桂、当归用量宜小，肉桂成人剂量一般为3g，当归为6~9g。

在药物配伍方面，肺主宣发肃降，肺气上逆所致咳喘，除需降气止咳平喘外，还需配伍少量的宣肺药。如本方中除有紫苏子、半夏、厚朴、前胡等降气药外，同时配伍少量宣肺药如生姜、紫苏叶，宣降同用，止咳平喘效果更佳。但临床使用时要注意，主治证有肾虚、肾不纳气的病机，故宣肺药不宜过用，否则会影响疗效。

山西名医朱进忠曾治一例慢性支气管炎合并肺部感染病人，病人男性，40岁，住院治疗一个多月无效，又转请中医，先用定喘汤加地龙治疗，继用小青龙汤、射干麻黄汤等加减仍无功。病人就诊时主要表现为喘咳不能平卧，痰涎壅盛，咽喉不利，头汗较多，脉滑，寸盛尺弱，与苏子降气汤脉证相符，同时考虑到麻黄乃喘家圣药，为加强平喘止咳之效，选用苏子降气汤加麻黄治之。服药2剂未见任何效果，求教他老师李翰卿先生。李先生认为："证属苏子降气汤证无疑，用之固然应该有效，但却用之无效，关键在于麻黄一味。麻黄虽为喘家圣药，但其性宣散升浮，本病痰浊壅盛，气逆作喘，非降气化痰、纳气归肾不能解，若再加入麻黄之升散，必使病势上冲而喘咳加剧，因此应去麻黄"。结果去麻黄后，运用苏子降气汤原方3剂，即获明显效果。

## 痰气交阻之方——半夏厚朴汤

半夏厚朴汤出自《金匮要略》，由半夏、厚朴、茯苓、生姜、紫苏叶组成，具有行气散结、降逆化痰的功效，主治梅核气，以咽中如有物阻、咯之不出、吞之不下，胸闷，舌淡，苔薄腻，脉弦为辨证要点。方中半夏化痰散结，降逆和胃为君。厚朴行气开郁，下气除满，助半夏散结降逆为臣。茯苓健脾渗湿，助半夏以化痰；生姜辛散温行，助半夏化痰和胃止呕。二者共为佐药。紫苏叶芳香疏散，宽胸宣肺，助厚朴宣通郁结之气，为使药。诸药合用，辛以散结，苦以降逆，则痰气郁结之证，自可解除。本方现代常用于胃窦炎、肠胃神经症、慢性胃炎、胃及十二指肠溃疡、焦虑性神经症、精神分裂症、抑郁症、过敏性哮喘、上呼吸道感染、急性乳腺炎、慢性咽炎、咽喉异感症、咽神经症等属气滞痰阻者。

### 一、主治证辨识

半夏厚朴汤原方主治痰气交阻之梅核气证，该证多由情志不畅，肝气郁结，肺胃宣降失常，津聚为痰所致。痰与气结于咽喉，致咽中如有物阻，咯吐不出，吞之不下。《金匮要略》谓之"咽中如有炙脔"，后世称为梅核气。痰气交阻，肺失宣降，故见胸胁满闷甚或气急作痛；胃气上逆，又可见恶心呕吐。临床在使用该方时要把握两个症状：一是局部肿胀堵塞的感觉，这是痰气交阻所致；二是症状与情志变化密切相关，症状可因情绪变化而加重或减轻。

### 二、痰气交阻于咽喉之慢性咽炎

慢性咽炎是由慢性感染所引起的弥漫性咽部病变，常因急性咽炎反复发作，鼻炎、鼻窦炎的脓液刺激咽部，或鼻塞而张口呼吸导致。临床多表现为咽部不适，有异物感，刺激咳嗽，干燥，发胀，堵塞，瘙痒等。中医认为该病多与气虚、阳虚、阴虚、热毒及痰阻等有关，其中痰气交阻于咽喉在该病发病中占有一定的比例，采用半夏厚朴汤治疗有较好疗效。

笔者曾治一例 56 岁女性病人。病人慢性咽炎病史已 5 年多，主要表现为自觉咽喉部有痰，但咳之不出，咽之不下，偶尔可咳出极硬且小的痰块，由于经常咳，已出现声音嘶哑。在当地医院诊为慢性咽炎，使用多种抗菌消炎药物治疗，效果不显。就诊时，自觉咽中有痰，咳吐不出，因病情长期不愈，病人伴有胸闷、心烦，大便溏薄，体倦乏力，舌淡红，舌苔白腻，脉沉细，诊断为痰凝气阻型咽梅核气，拟半夏厚朴汤加减治疗：半夏 15g，厚朴 10g，紫苏叶 10g，茯苓 15g，人参叶 10g，地龙 10g，桔梗 15g，炮姜 10g，炙甘草 10g，浙贝母 10g，僵蚕 10g，薄荷 10g，党参 20g，生姜 10g。水煎服，每日 1 剂。叮嘱其保持心情顺畅。服用 7 剂后，咽喉异物感明显好转，大便溏薄有所改善，胸闷以及心烦等诸症亦好转。继续用原方 21 剂，咽部症状以及全身症状基本消失。

### 三、痰气交阻于颈部之甲亢

甲亢是由于甲状腺合成释放过多的甲状腺激素造成的代谢失调综合征，临床表现为全身代谢失调症状，如心悸，出汗，进食和便次增多，体重减少等，同时还伴有甲状腺肿大、突眼等局部症状。在控制甲亢病人全身症状的同时，如何消除和减轻局部症状是甲亢治疗过程中需要解决的问题，半夏厚朴汤在减轻病人甲状腺肿大方面有较好疗效。笔者曾治一例 47 岁女性病人，患甲亢有一年多，在当地医院接受抗甲状腺药物丙硫氧嘧啶治疗半年，甲状腺功能控制较好，但甲状腺肿大未有好转，反而有加重情况。就诊时，颈部甲状腺呈中度弥漫性肿大，有肿胀感觉，触诊肿块柔软且光滑，当情志不舒时症状加重，容易出汗，性情烦躁易怒，眼球突出，面部烘热，眼干，口苦，舌红，苔薄黄，脉弦数。在维持原治疗方案基础上，予半夏厚朴汤加减：半夏 15g，厚朴 10g，茯苓 15g，柴胡 10g，紫苏叶 6g，白芍 15g，人参 10g，当归 10g，五味子 10g，柏子仁 10g，生姜 5g，猫爪草 15g，夏枯草 15g，车前子 15g，谷精草 10g。水煎服，每日 1 剂。服用 1 个月后病人颈部的肿块结节明显变小，突眼缓解，其他症状均得到明显缓解。

### 四、痰气交阻于鼻腔之慢性鼻炎

慢性鼻炎是以鼻塞为主的鼻黏膜慢性炎症，临床表现为充血或者水肿，病人经常会出现鼻塞、流清水涕、鼻痒、喉部不适、咳嗽等症状。中医认为肺开窍于鼻，肺中痰气交阻可影响到鼻，慢性鼻炎病人不少是属于痰气交阻型，故运用半夏厚朴汤治疗有较好疗效。

笔者曾治一例 32 岁女性病人。病人慢性鼻炎已有 3 年，曾在当地医院应用消炎药以及其他治疗鼻炎的中西药物治疗，一直未见明显好转。病人就诊时，除鼻塞和偶尔鼻流浊涕外，咽部也常出现堵塞不适和腹胀，舌暗红，舌苔白腻，脉右尺弦。诊断为慢性鼻炎，属于痰气郁阻证，给予半夏厚朴汤加减：半夏 15g，厚朴 15g，茯苓 10g，紫苏叶 15g，细辛 6g，炙麻黄 6g，生姜 10g，炙甘草 6g。水煎服，每日 1 剂。服用 7 剂后疗效不明显，鼻塞仍旧，舌脉无变化，遂加强温阳化痰通窍之力，以干姜易生姜，加辛夷花 10g，蜈蚣 1 条，全蝎 10g。服用 7 剂后已有疗效，鼻塞症状时通时阻，连续服用 14 剂痊愈。病人服前 7 剂药效果不显，主要是由于病久导致寒邪稽留较深，药力不济，故加大辛温之药的剂量后起效。

## 胃虚气逆之方——旋覆代赭汤

旋覆代赭汤出自《伤寒论》，由旋覆花、人参、生姜、赭石、甘草、半夏、大枣组成，具有降逆化痰、益气和胃的功效，主治胃虚痰阻气逆证，以心下痞硬、噫气不除、舌淡、苔白略腻、脉弱或滑为辨证要点。方中旋覆花下气化痰，降逆止噫为君药。赭石重镇降逆，助君药降逆化痰而止呕噫；半夏降逆祛痰，消痞散结；生姜和胃化痰而止呕。三药相合，以助君药降逆化痰，和胃止呕之力，共为臣药。甘草能调和诸药，兼佐使之用。诸药相合，标本兼顾，使胃气复，痰浊消，气逆平，则痞满、噫气、呕呃自除。本方现代常用于浅表性胃炎、胃及十二指肠溃疡、胃扩张、幽门不全梗阻、神经性呕吐、慢性肝炎、高血压、梅尼埃病、咽神经症等属胃虚痰阻气逆者。

### 一、主治证辨识

旋覆代赭汤原方主治证为胃气虚弱，痰浊内阻。胃主纳谷，以降为顺，胃气虚弱，气机上逆，故噫气不除，反胃呕吐；痰浊内阻，升降失常，故胃脘痞硬、呕吐涎沫。胃虚宜补，痰浊宜化，气逆宜降。本方证临床表现主要有两个方面：一是胃气上逆表现，如出现恶心、呕吐、呃逆等症；二是脾胃气虚的表现，如表现为纳呆、体倦乏力等。临床用方时要紧紧把握这两个方面。

### 二、胃虚气逆之胆汁反流性胃炎

胆汁反流性胃炎亦称碱性反流性胃炎，是指由幽门括约肌功能失调或行降低幽门功能的手术等造成含有胆汁、胰液的十二指肠内容物流入胃，使胃黏膜产生炎症、糜烂和出血等，减弱胃黏膜屏障功能，引起胃酸弥散增加，而导致的胃黏膜慢性炎症。临床主要表现为腹部饱胀不适、呃逆及胸骨后痛，餐后可加重。中医认为该病的基本病机为脾失健运，胃失和降。其中久病胃气亏虚，导致脾胃运化失常，胃气上逆，侵犯食管黏膜者占有较大比例，旋覆代赭汤治疗该病有较好效果。

笔者曾治一例56岁男性胆汁反流性胃炎病人，自觉胃脘胀闷、呃逆3年多，病人为一经商人士，由于工作关系，饮食无规律，经常饥饱无常。3年前开始出现胃脘胀闷，晨起呃逆不止。在当地医院就诊，做胃镜诊为胆汁反流性胃炎，服用中西药治疗半年，效果不显，病人遂放弃治疗。近1个月来，胃脘胀闷症状加重，呃逆，严重时伴有胸闷胀痛。就诊时自诉胃脘、胸部胀闷，晨起呃逆，体倦乏力，细察其证，除上述症状外，还伴有纳呆，受寒或劳累后重，舌质淡，苔白腻，脉沉弦涩。综合脉证，诊为胃气虚弱，痰湿阻滞证，拟旋覆代赭汤加减：旋覆花30g（包煎），赭石15g（先煎），红参10g，法半夏15g，生姜9g，大枣20g，炙甘草10g，海螵蛸30g，炒麦芽20g，白术10g。水煎服，每日1剂。服药7剂之后，胃脘胀闷大减、呃逆减轻，继服21剂后，诸症消失而愈。

### 三、胃虚气逆之糖尿病胃轻瘫

糖尿病胃轻瘫是指由糖尿病引起的，胃排空延缓而出现的一组临床症候群。主要临床表现为无诱因发作的上腹胀满，食欲不振，恶心呕吐，呕吐物含有数小时前或隔夜的食物，症状可持续数天或数周，血糖难以控制并伴有体重减轻等。病机为消渴日久，脾胃素虚，劳倦过度，胃虚不能盛受水谷，脾虚不能运化津液，痰湿停滞胃中，胃气上逆。胃虚痰阻在该病发病中占有一定的比例，旋覆代赭汤对该病有较好疗效。

笔者曾治一例56岁女性病人，患2型糖尿病5年，平时口服二甲双胍降糖，未很好地监测血糖，血糖一直控制不理想，由于无明显不适，病人未在意，但近3个月来，经常发生上腹胀满、恶心症状，遂来就诊。就诊时，自诉上腹胀闷，恶心呕吐，3个月来体重减轻15kg，体倦乏力，舌淡，苔白腻，脉沉。空腹血糖11.3mmol/L。综合脉证，诊为糖尿病胃轻瘫，属胃虚痰阻型，治以益气和胃，化痰降逆，拟旋覆代赭汤加减：旋覆花30g（包煎），赭石15g（先煎），红参10g，法半夏15g，生姜9g，黑枣20g，炙甘草10g，石斛20g，石榴皮20g，莲子20g。水煎服，每日1剂。服药1周后，上腹胀满、恶心症状减轻，后继续服药4周，诸症消失而愈，空腹血糖恢复到7.3mmol/L。

名中医教你开药方1

# 第八章　活血化瘀类方

活血化瘀类方是以活血化瘀药为主组成，具有活血祛瘀作用，用以治疗瘀血证的方剂。属八法中消法的范畴。在使用该类方时要注意祛瘀防伤正气，活血祛瘀剂性多破泄，易于伤正，必要时可配补益药同用，使消瘀而不伤正。同时对月经过多及孕妇均当慎用或忌用。

## 活血理气之方——血府逐瘀汤

血府逐瘀汤出自清代王清任《医林改错》，是一首活血化瘀名方。该方由枳壳、赤芍、川芎、桃仁、红花、柴胡、牛膝、桔梗、生地黄、当归、甘草组成，具有活血化瘀、行气止痛的功效，原方主治病证为"胸中血府血瘀"证。方中桃仁、红花活血化瘀为君，赤芍、川芎、生地黄、当归、牛膝养血活血清热为臣，柴胡、枳壳、桔梗疏肝理气、调畅气机为佐，甘草调和诸药为使。该方在后世被广泛用于冠心病心绞痛、胸部挫伤、肋软骨炎、肋间神经痛、妇女痛经等多个系统疾病的治疗。根据本方的组方特点，临床使用过程中若抓住以下几方面的用方要点，运用起来便可得心应手。

### 一、主治证辨识

血府逐瘀汤原方主治胸中瘀血证。瘀血阻滞胸中，血脉不通，故胸胁刺痛；瘀血阻滞，清阳不升，则为头痛；肝主怒，其经脉布于胸胁，气滞则肝失条达而胁痛，急躁易怒；瘀郁化热，故内热烦闷，或心悸失眠，或入暮潮热；肝气犯胃，胃气不降，故见呃逆日久不止；至于面、唇、舌、脉等见症，皆为血瘀征象。

### 二、血瘀伴血虚之胸部挫伤

在血府逐瘀汤的用方指征中，除有瘀血的特征如疼痛、刺痛、痛处固定外，还多伴有血虚特点，临床表现如夜间疼痛加重，心中烦热，或手臂发麻等，这与本方组成中有桃红四物汤（桃仁、红花、生地黄、当归、赤芍、川芎）有关，桃红四物汤具有较强的活血化瘀和补血养血的作用，特别适用于血虚伴有血瘀的病证。

笔者曾用该方治疗一名 53 岁女性病人的胸部挫伤取得较好疗效。该病人曾有胸部挫伤病史，近 2 个月来，自觉背部有拳头大部位疼痛，为刺痛，夜间疼痛加重，不能平卧，须侧卧而睡，心情烦躁。在多家医院求治，做过胸部 X 线片、胸部 CT 及心电图等排除了心肺器质性病变及心肌梗死等，采用各种止痛、营养神经药对症治疗，效果不显。就诊时，病人特别强调两个方面不适：一是夜间疼痛加重，烦躁不宁；二是伴有夜间双手指发麻，加之其舌质红，苔少，脉细涩，故采用血府逐瘀汤原方加鸡血藤 30g，忍冬藤 30g，威灵仙 20g，加强活血化瘀之效。3 剂后症状减轻，后继续用方 7 剂，共 10 剂药后，诸症全消。

### 三、瘀热扰心之失眠

中医认为瘀久化热，瘀热扰动心神会出现失眠、烦躁等神志不安症状。该方除具活血化瘀作用外，因组方中有四逆散（柴胡、枳壳、白芍、甘草），又有较强的疏肝解郁、调畅情志的作用，故对于瘀热互结所致的失眠、精神类疾病有较好的治疗作用。

笔者曾用该方治疗一例长期失眠病人，获得较好效果。病人是一位 50 岁的男性，患有高血压和糖尿病 10 多年，长期服降压、降糖药，血压和血糖控制尚可，但失眠近 3 年，自诉每晚睡眠仅有 3 小时，有时甚至整夜不眠，长期服用艾司唑仑，近 1 个月来，艾司唑仑用至每晚 2 毫克，一样无法睡眠，极度烦躁苦恼。就诊时，病人除连续两天完全无法入睡外，自觉心中烦热，夜间有胸痛不适症状，舌质暗红，脉弦涩。病人患高血压和糖尿病均会导致大小血管血液循环障碍，瘀血贯穿疾病全过程，瘀久化热，瘀热互结，扰动心神，引起失眠。采用血府逐瘀汤原方加首乌藤 30g，丹参 20g，珍珠母 30g 加强安神、活血功效。服药 1 周后，失眠症状缓解，每日可睡 5~6 个小时，后逐渐减少艾司唑仑的剂量，1 个月后完全停用。

### 四、用量适宜

本方主要由两类药物组成，一类是活血化瘀药，这类药在方中起主要作用，用药量宜大；另一类是疏肝理气药，主要起辅助作用，用量宜小。临床上，一般成人用量为：桃仁 15g，红花 10g，生地黄 30g，当归 15g，赤芍 15g，川芎 15g，柴胡 9g，枳壳 9g，桔梗 6g。

# 瘀热并治之方——桃核承气汤

桃核承气汤出自《伤寒论》，由桃仁、大黄、桂枝、甘草、芒硝组成，具有破血下瘀的功效，主治下焦蓄血证，以少腹急结、小便自利、脉沉迟或涩为辨证要点。方中大黄泻热下瘀，桃仁破血化瘀，二药相配，瘀热并治，共为君药。桂枝通行血脉，助桃仁活血行瘀；芒硝泻热软坚散结，并助大黄下瘀泻热，共为臣药。炙甘草护胃安中，并缓硝、黄峻下之性，为佐药。诸药相合，共奏破血下瘀之功，使瘀热清，诸症自平。本方现代常用于急性盆腔炎、胎盘残留、附件炎、肠梗阻等属瘀热互结下焦者。

## 一、主治证辨识

桃核承气汤原方主治瘀热结于下焦所致的蓄血证。瘀热结于下焦，不通则痛，故少腹急结，该证是指病人自觉下腹有热痛的感觉。因热在血分而不在气分，膀胱气化未受影响，故小便自利。此处小便自利有两层含义：一是小便正常，未受影响；二是与正常相比，小便有增多。临床辨证时应注意该证有"瘀"和"热"两类主要症状，它们可从 4 个方面反映出来：第一是少腹急结，即热痛感、便秘、如狂或发狂；第二是热的表现，如发热、口干、烦躁不寐、目赤、小便黄赤等；第三是闭经或月经紫暗夹瘀块；第四是舌红紫暗、瘀斑瘀点，脉沉或弦数或沉涩。少腹急结和舌脉更为辨证的关键，可用于内、外、妇、五官等多科疾病。

## 二、瘀热互结于下焦之慢性盆腔炎

慢性盆腔炎是指女性内生殖器及其周围结缔组织、盆腔腹膜的慢性炎症。慢性炎症形成的瘢痕粘连以及盆腔充血，常引起下腹部坠胀、疼痛及腰骶部酸痛，且多伴有白带增多、月经紊乱、经血量多、痛经、性感不快、低热、失眠等。根据慢性盆腔炎的不同临床表现，本病可分别见于中医的腹痛、痛经、带下病、不孕症及癥瘕等病。病因包括湿热、瘀血、寒湿、气滞、痰湿、气虚等多个方面。其中以下腹疼痛特别是热痛为主要表现的慢性盆腔炎，采用桃核承气汤治疗有较好效果。笔者治一例 45 岁的女性病人，患慢性盆腔炎 3 年，3 年来自觉下腹坠胀疼痛，月经紊乱，周期延迟。在当地医院诊为"慢性盆腔炎"，采用抗生素治疗，效果不显。就诊时，自诉少腹憋胀，隐隐作痛，有热痛感，心烦易怒，因病程较长，对治病信心不足，小便正常，舌质暗红，苔薄黄，脉沉涩。综合脉证，诊为瘀热互结所致的蓄血证，拟用泻热化瘀法，以桃核承气汤加减：桃仁 10g，大黄 5g，桂枝 10g，炙甘草 6g，芒硝 5g，蒲公英 20gg，黄柏 10g，鱼腥草 20g，土茯苓 20g，败酱草 20g，红花 5g，血竭 10g，川牛膝 20g。水煎服，每日 1 剂。服药 7 剂后，腹痛症状减轻，继续服用 3 周，诸症消失而愈。

### 三、瘀热互结经脉之 2 型糖尿病及并发症

2 型糖尿病早期血糖未控制时，常有多饮、多食、多尿、大便干燥、便秘等症状，中医认为本病的病机是胃肠燥热。由于胃肠燥热，灼伤阴血，血脉涩滞不行，经脉瘀阻，以至瘀血燥热相互搏结。故瘀血燥热相互搏结是 2 型糖尿病的主要病机，治宜泻热通下、益气养阴、活血化瘀，宜选用桃核承气汤加味。

广州中医药大学第一附属医院熊曼琪教授采用加味桃核承气汤治疗 2 型糖尿病及大血管和微血管并发症取得较好疗效。处方：大黄 12g，桃仁 12g，桂枝 12g，玄明粉 6g，甘草 6g，玄参 15g，生地黄、熟地黄各 15g，麦冬 12g，黄芪 30g。目前该方已制作成中成药"芪桃片"，在临床上取得较好疗效。笔者曾治一例 56 岁男性病人，患 2 型糖尿病 6 年，口服二甲双胍和格列吡嗪治疗，血糖控制不理想，空腹血糖 8~10mmol/L。近 2 年来，经常觉得阵发性心悸胸满，活动后加重，在当地医院诊为"糖尿病心脏病"，曾用西药对症治疗，效果不显。就诊时，自觉胸闷、胸痛、心悸，心中烦热，易发脾气，舌质暗红，苔薄黄，脉沉涩。处方：桃仁 10g，大黄 5g，桂枝 10g，炙甘草 6g，芒硝 5g，丹参 20g，田七 5g，红花 10g，血竭 10g，天花粉 15g，瓜蒌仁 15g。水煎服，每日 1 剂。服药 7 剂后，腹痛症状减轻，继续服用 3 周，诸症消失而愈。

## 补气活血之方——补阳还五汤

补阳还五汤出自《医林改错》，由黄芪、当归尾、赤芍、地龙、川芎、红

花、桃仁组成，具有补气活血通络的功效，主治气虚血瘀之中风，以半身不遂、舌淡苔白、脉缓或虚弱，甚至小便失禁为辨证要点。方中重用生黄芪大补元气，使气旺以推动血行，为君药。当归尾长于活血，具有化瘀而不伤血之妙，为臣药。君臣药相伍，共奏气旺血行之效。川芎、赤芍、桃仁、红花助当归尾活血化瘀，地龙通经活络，均为佐药。诸药合用，共奏补气活血通络之功，使气旺血行，诸症自愈。本方现代常用于中风后遗症，以及其他原因引起的偏瘫、截瘫，上肢或下肢痿软，血管神经性头痛，坐骨神经痛，慢性肾小球肾炎水肿，脉管炎，冠状动脉粥样硬化性心脏病等属气虚血瘀者。

## 一、主治证辨识

补阳还五汤原为气虚血瘀之中风证而设。气虚不能行血，以致脉络瘀阻，筋脉肌肉失养，故半身不遂、口眼㖞斜；气虚血瘀，舌体失养，故语言謇涩，口角流涎；气虚失于固摄，则小便频数，遗尿失禁；舌暗，苔白，脉缓为气虚血瘀之象。此证为因虚致瘀。临床对该方辨识时应特别注意两个方面。一是气虚证表现。该证气虚特别严重，王清任认为全身元气虚损，已损失了一半，导致半身无气，无气则不能行血，以致脉络瘀阻，筋脉肌肉失养，故病人气虚表现明显，如体倦乏力，少气懒言，小便频数，遗尿失禁，舌淡，苔薄白，脉沉缓等。二是瘀血表现。经脉瘀阻，轻者可出现口眼㖞斜、半身肢体麻木、疼痛；严重者可见半身不遂，语言謇涩，口角流涎等。因本方中重用补气药，被后世称为补气活血法代表方，但必须用于气虚血瘀所致的中风，如果误用于实证中风如肝阳上亢型者，不仅治不了病，还会加重病情。近现代著名医家张锡纯告诫："是以临此证者，原当细审其脉，且细询其未病之先状况何如。若其脉细弱无力，或时觉呼吸短气，病发之后并无心热头疼诸症，投以补阳还五汤，恒见效。即不效，亦必不至有何弊病。若其脉洪大有力，或弦硬有力，更预有头疼眩晕之病，至病设或药有误投，必至凶危立见。"

## 二、气虚血瘀之中风后遗症

中医之中风病相当现代医学的脑血管意外，该病是指由于各种诱发因素引起脑内动脉狭窄、闭塞或破裂，而造成急性脑血液循环障碍，临床上可分为缺血性脑卒中和出血性脑卒中。中医认为该病发生可分为虚、实两端：虚证主要以气血亏虚为主，气不能行血，血不能濡润经络，经络失去濡养，导致肢体拘急，偏废不用。对该型中风后遗症的治疗，历代医家都较为推崇补阳还五汤。在临床上，若中风伴有气虚之象者，应用该方有较好疗效；但若是实证，如由肝风内动、肝火上炎，或痰湿、瘀血内阻而致病，则需采用平肝息风、化痰祛瘀法等对症处理，不能使用补阳还五汤。

笔者曾治一例 60 岁女性病人，右侧肢体瘫痪 1 月余。病人 1 个月前曾患脑梗死，遗留下后遗症。就诊时，病人右侧肢体无力，需人搀扶而行，体形偏胖，体倦乏力，面色萎黄，大便正常，小便失禁，舌质淡，舌苔白腻，脉细涩无力。综合症状表现，诊为中风后遗症之气虚血瘀型，拟补阳还五汤加减：黄芪 60g，熟地黄 20g，赤芍 15g，川芎 15g，当归 15g，党参 30g，白术 15g，云茯苓 15g，炙甘草 10g，桑螵蛸 20g，桃仁 10g，红花 10g，地龙 15g，桑枝 30g，桂枝 15g，鸡血藤 30g，白僵蚕 10g，天麻 15g，制首乌 10g，泽泻 10g，丹参 20g。水煎服，每日 1 剂，配合运动康复治疗。服药 21 剂后，症状日渐好转，右手、足能自行活动，握拳、举手、抬足有明显进步，可自行活动。

也有误治的病例，如近现代著名医家张锡纯在其医案中记载："邑某君，年过六旬，患偏枯，原不甚剧。欲延城中某医治之，不遇，适有在津之老医初归，造门自荐。服其药后，即昏不知人，迟延半日而卒。后其家人持方质愚，系仿补阳还五汤，重用黄芪八钱。知其必系脑部充血过度以致偏枯也，不然服此等药何以偾事哉？"

### 三、气虚血瘀之产后身痛

产后身痛是发生于产褥期的一种产后病，临床表现为肢体、关节酸痛、麻木、重着，亦称产后痛风，根据疼痛部位，还分别有称产后腰痛、产后关节痛、产后足跟痛者，俗称产后风。中医认为产后百节开张，血脉流散，气弱者则经络间血多阻滞，累日不散则筋牵脉引，骨节不利。该病主要病机为产后"多虚多瘀""不通则痛"。临床治疗应以补气血、活血通络止痛为主，采用补阳还五汤有较好疗效。

笔者曾治一例 28 岁女性病人。产后 30 天，恶露已尽，自觉身体已恢复，因外出参加户外活动，1 周后，开始四肢麻木、疼痛，症状逐渐加重，遂前来就诊。就诊时症见面色萎黄，气短懒言，表情痛苦，四肢屈伸不利，步履艰难，周身作痛，舌苔薄白，质淡，脉沉缓。诊为气虚血瘀证，拟补阳还五汤加减：黄芪 30g，白术 15g，当归 10g，牛膝 20g，桃仁 10g，红花 10g，地龙 15g，独活 15g，川芎 15g，炙甘草 6g。水煎服，每日 1 剂。服药 7 剂后疼痛减轻，但觉胃脘不舒而食少，下肢屈伸仍有不利之势，于前方加伸筋草 15g，炒枳壳 10g，陈皮 6g。再服 14 剂，诸症痊愈。

# 虚寒瘀热并治之方——温经汤

温经汤出自《金匮要略》，由吴茱萸、当归、芍药、川芎、人参、桂枝、阿胶、牡丹皮、生姜、甘草、麦冬、半夏组成，具有温经散寒、祛瘀养血的功效，主治冲任虚寒、瘀血阻滞证，以月经不调，小腹冷痛，经有瘀块、色紫而淡为辨证要点。方中吴茱萸、桂枝温经散寒，通利血脉，共为君药。当归、川芎、芍药补养冲任之阴血，兼活血调经；牡丹皮既助桂枝、川芎祛瘀通经，又能退热。四药共为臣药。阿胶养血止血润燥，麦冬养阴清热，两药合用，养阴润燥而清虚热，并制萸、桂之温燥；人参、甘草、大枣、半夏、生姜益气和中，以资生化之源，其中半夏能通降胃气而散结，有助于祛瘀调经。以上共为佐药。甘草能调和诸药，兼为使药。诸药合用，共奏温经通脉、养血祛瘀之功。本方现代常用于功能失调性子宫出血、慢性盆腔炎、不孕症等属冲任虚寒、瘀血阻滞者。

## 一、主治证辨识

温经汤原主治冲任虚寒，瘀阻胞宫证。冲为血海，任主胞胎，二经皆起小腹。本方主治证的临床表现有以下几种特点。一则月经不调，可以是月经提前或月经推后，也可以是月经量少、月经量多、痛经等，但无论哪一种病证，多伴有少腹冷痛、经血紫黑、有瘀块等寒瘀的特点；二则因为瘀阻经脉，致血不循经，可出现崩漏下血表现；三则瘀血不去，新血不生，漏下日久，致出现阴血亏及阴虚内热症状，如口唇干燥，入暮发热，手心烦热；四是寒凝胞宫，也可出现宫寒不孕症。

## 二、血虚寒凝胞宫之月经不调

笔者曾治一例 28 岁女性病人。病人月经不调已有 2 年，主要表现为月经量少，经期延长，有时 2 个月一次。就诊时自诉经量少，一天就结束，颜色暗黑，妇科检查无异常，同时伴有畏寒肢冷，心烦，经常失眠，头晕头痛，腰背酸痛，手足心烦热，体倦乏力，食欲不振，舌质暗，苔白，脉沉涩。诊为寒凝血瘀证，拟温经汤加减：吴茱萸 6g，党参 30g，麦冬 30g，炙甘草 6g，姜半夏 9g，桂枝 10g，当归 10g，白芍 10g，牡丹皮 6g，赤芍 10g，川芎 9g，阿胶 9g（烊化），细辛 3g，干姜 5g，大枣 20g。水煎服，每日 1 剂。服药 1 个月后，月经应时来潮，月经量增加。要求病人连续在以后 2 个月月经前后各服 1 周药，巩固疗效。

### 三、血虚寒凝胞宫之痛经

笔者曾治一例 21 岁女性病人，该病人为广州中医药大学二年级在读学生，在听完温经汤课后，认为自己的痛经属血虚寒凝胞宫型，要求开方。病人自诉有痛经史近 3 年，经前痛经尤甚，严重时伴有恶心、呕吐，每次发作时需服用止痛药。下腹冷痛，畏寒，四肢发冷，冬天需要热水袋才能睡觉。月经时间尚准，色暗红，虽手足怕冷，但手足心热，胃中不舒，时有恶心，口唇干燥，大便偏干，唇色暗红，舌质暗，苔薄白，脉沉涩。从其症状来看，下腹冷痛、畏寒为血虚寒凝症状，口唇干燥、大便偏干、手足心热为阴虚内热表现，温经汤方证俱备，可放心用该方。处方：吴茱萸 6g，党参 20g，麦冬 30g，炙甘草 6g，姜半夏 9g，桂枝 10g，当归 10g，白芍 10g，川芎 10g，阿胶 10g（烊化），牡丹皮 10g，红枣 20g。水煎服，要求病人服用 1 个月。下次来月经时，痛经消失。该学生通过温经汤疗效的体会，对中医信心大增。

## 产后寒瘀并治之方——生化汤

生化汤出自《傅青主女科》，由当归、川芎、桃仁、炮干姜、炙甘草组成，具有化瘀生新、温经止痛的功效，主治产后腹痛、恶露不行，以恶露不行、小腹冷痛为辨证要点。方中重用当归为君药，补血活血，化瘀生新，温经散寒，最切产后虚寒瘀的病机特点。川芎活血行气，桃仁活血祛瘀，共为臣药。炮姜、黄酒助当归温经散寒，且黄酒能活血通脉以助药力；加入童便（即童尿）者，取其益阴化瘀，并有引败血下行之效。二者共为佐药。炙甘草调和诸药为使。诸药相合，以奏化瘀生新、温经止痛之功。本方现代常用于胎盘残留、子宫复旧不良、子宫收缩阵痛、人工流产及引产所致阴道不规则性出血属血虚受寒、瘀血内阻者。

### 一、主治证辨识

生化汤原方主治产后受寒，恶露不行证。该证多由于产前过食寒凉食物，或产后血虚受凉，导致寒邪乘虚与血搏结，寒瘀互结，留阻胞宫而致。寒凝

名中医教你开药方 1

血瘀，则恶露不行；瘀血阻滞胞宫，不通则痛，所以小腹冷痛，脉迟。中医理论认为，瘀血不去，新血难生，本方活血化瘀，温经散寒，使瘀血去新血生，故称生化汤。在运用本方时，对其主治证辨识要注意两个方面：一是腹痛的性质，因该方所治的是寒凝胞宫证，故腹痛应是冷痛，遇寒加重，得温则减；二是恶露情况，产妇分娩后，随着子宫蜕膜特别是胎盘附着物处蜕膜的脱落，含有血液、坏死蜕膜的组织即恶露也会经阴道排出。一般情况下，产后3周以内恶露即可排净，如果超过3周仍然淋漓不绝，即为恶露不尽。寒性恶露一般颜色紫黑。

## 二、产后瘀阻胞宫之恶露不尽

北京现代名医刘奉五曾治一例28岁女性病人。病人于2个月前自然分娩。阴道出血淋漓不止2个月之久。血色黑、有块，量时多时少，小腹痛，伴有胃痛，舌质暗红，脉弦滑缓。西医诊断：产后子宫复旧不全。中医辨证：产后受寒、瘀血内阻。治以养血温中、活血化瘀。生化汤加减：当归9g，川芎3g，红花3g，益母草3g，泽兰3g，桃仁1.5g，炙甘草1.5g，炮姜1.5g，南山楂6g，高良姜6g，砂仁6g，五灵脂9g。服上方5剂后血止。后随访，症状皆除。本例为正常产后，阴道出血，淋漓不止，为时已2个月之久，病程较长。寒凝血瘀阻于胞宫，因其伴有气滞寒凝所引起的胃痛，故同时见小腹痛、胃脘痛。所以在产后生化汤全方基础上，加高良姜以温中和胃，砂仁行气止痛，五灵脂助活血化瘀之功。

在刘奉五另一则医案中，有一例27岁女性病人。病人自然流产7天后，血止。2周后又开始阴道出血，持续约30天之久，血量逐渐增多。最多时有半痰盂，伴有腹痛。舌紫暗，脉沉涩。过去曾有2次流产史。西医诊断：自然流产后阴道出血，原因待查。中医辨证：血虚血瘀，血不归经。立活血化瘀、养血温通为法。生化汤加减：当归9g，川芎3g，红花3g，益母草3g，桃仁4.5g，炙甘草3g，五灵脂6g，蒲黄6g，炮姜1.5g。服药1剂后，血量大减，服3剂后出血已止。在本案例中，病人自然流产后阴道出血，未行刮宫术，阴道出血不止。因其舌质暗或紫暗，脉见沉涩或细弱，为血虚血瘀，新血不生，血不归经之征。用生化汤与失笑散合方而取效，避免了手术刮宫之苦，似有药物刮宫之效。

# 第九章　祛痰类方

祛痰类方以祛痰药为主组成，具有消除痰饮的作用，是治疗痰证方剂的统称。属"八法"中"消法"的范畴。祛痰剂使用时要注意配伍健脾祛湿药，"治痰先宜治脾""治痰必先祛湿"；常配伍理气药，使气顺痰消，"善治痰者，不治痰而治气，气顺则一身之津液亦随气而顺矣"。

## 化痰理气之总方——二陈汤

二陈汤出自《太平惠民和剂局方》，由半夏、橘红、茯苓、甘草、生姜、乌梅组成，具有燥湿化痰、理气和中的功效，主治湿痰证，以咳嗽痰多、舌苔白腻或白润、脉缓滑为证治要点。方中半夏辛温性燥，归脾、肺、胃经，最善于燥湿化痰，且能降逆和胃止呕，为君药。橘红芳香醒脾，理气和中，调气以消痰，兼能燥湿化痰，合半夏增强燥湿祛痰、降逆和中之力，为臣药。脾为生痰之源，故又用茯苓甘淡健脾渗湿，使湿无所聚，则痰无由生，以治其生痰之源；生姜一则助半夏、橘红以降逆化痰，一则可制半夏之毒；复用少许乌梅以收敛肺气，与半夏相伍，散中有收，相反相成，使祛痰而不伤正。三药均为佐药。炙甘草和中祛痰，调和诸药，为使药。合而用之，共奏燥湿化痰、理气和中之效。方中半夏、橘红二药，贵在陈久，如此则无过燥之弊，故有"二陈"之名。本方现代常用于慢性支气管炎、肺气肿、慢性胃炎、妊娠呕吐、神经性呕吐等属湿痰或湿阻气机者。

### 一、主治证辨识

二陈汤原方主治湿痰证。湿痰之生，责之于脾，脾失健运，湿聚成痰，湿痰郁积，气机受阻，诸症由生。湿痰证的临床表现主要为三个方面：第一，"肺为贮痰之器"，湿痰上犯于肺，肺失宣降，会出现咳嗽、咳痰，且痰多、色白易咳出；第二，痰阻气机，不通则痛，轻者出现胸膈痞闷，重者会出现疼痛；第三，"百病多由痰作祟"，湿痰犯胃会出现恶心呕吐，上扰清阳会出现头眩心悸，湿困四肢会出现肢体困倦。

### 二、痰湿阻滞胸胁之渗出性胸膜炎

胸膜炎是指由致病因素刺激胸膜所致的胸膜炎症，又称"肋膜炎"。胸腔内可伴液体积聚（渗出性胸膜炎）或无液体积聚（干性胸膜炎）。炎症控制后，胸膜可恢复至正常，或发生两层胸膜相互粘连。本病临床主要表现为胸胁痛伴咳嗽、胸闷、气急等。对于渗出性胸膜炎，中医认为该病多由痰湿停于胸胁，阻滞气机所致。采用二陈汤燥湿化痰，理气和中，治疗该病有较好疗效。

笔者曾治一例 65 岁女性病人。病人肺癌术后 1 年，手术较为成功，未发现转移，也无明显不适。但近 1 个月，出现咳嗽、咳引右侧胸痛，伴体倦乏力。返回手术医院，发现右侧胸下部有积液，诊为"右侧渗出性胸膜炎"，抽液检查，发现癌细胞，于是采用相应的化学治疗，但症状改善不明显。病人在维持化疗同时，希望借助中医改善症状。就诊时，症见咳嗽、气喘，伴咳引右胸胁疼痛，舌质淡红，苔白腻，脉沉滑。诊为痰湿阻滞胸胁证，拟方二陈汤加减：半夏15g，橘红5g，云茯苓15g，炙甘草6g，枳壳6g，桔梗6g，白芥子3g，葶苈子10g，大枣20g。水煎服。服用 3 剂后，咳嗽、胸痛症状减轻；继续服用 7 剂，咳嗽、胸胁疼痛症状基本消失。

上方借鉴了现代名医岳美中的胁痛饮。胁痛饮由清半夏9g，毛橘红4.5g，云茯苓片9g，炙甘草4.5g，川枳壳3g，玉桔梗3g组成，水煎服。岳师弟子浙江名医连建伟教授分析该方指出，方中半夏、橘红、茯苓、炙甘草即二陈汤，主治痰饮为患。枳壳、桔梗一升一降，斡旋气机，使气化则痰饮亦化。朱丹溪云："痰在胁下及皮里膜外，非白芥子不能达。"加入白芥子，则能去胁下及皮里膜外之痰，最宜于胁肋表面肿痛者。据岳师经验，病重者，可重用白芥子至12g，疗效迅捷。全方貌似用药平淡，具和缓之风，实于平淡中出奇制胜，善治停饮胁痛（渗出性胸膜炎）之证。

### 三、痰湿阻滞经络之甲状腺腺瘤

甲状腺腺瘤是临床常见病之一，属中医"瘿病"范畴。其病发生多为脾虚痰湿内生，阻滞经络所致。采用二陈汤治疗有较好效果。

笔者曾治一例 46 岁女性病人，发现甲状腺腺瘤 1 个月。1 个月前，病人体检时发现甲状腺左侧有一结节，大小约 1.5cm×0.8cm，质较硬，表面光滑，按之不痛，随吞咽可上下移动，诊断为甲状腺腺瘤。就诊时，病人一般情况良好，惟觉胃口差，易疲劳，舌质淡，苔白腻，脉细涩。辨证为痰湿凝聚经络证，治以健脾化湿，拟二陈汤加减：炒白术 15g，茯苓 15g，陈皮 5g，姜半夏 15g，夏枯草 20g，当归 10g，昆布 15g，煅牡蛎 30g，浙贝母 15g。水煎服，14 剂。服药后甲状腺腺瘤有缩小，大小约 1.0cm×0.6cm。首方既效，继续服药 14 剂，肿瘤进一步缩小，胃纳亦可，苔腻已化，在原方的基础上加黄药子、大枣，去白术，再服 14 剂，肿块进一步缩小，大小约 0.5cm×0.3cm。建议病人停药、定期复查。

## 清胆和胃，安神定悸之方——温胆汤

温胆汤出自《三因极一病证方论》，由半夏、竹茹、枳实、陈皮、茯苓、生姜、大枣组成，具有清胆和胃、理气化痰的功效，主治胆胃不和、痰热内扰证，以胆怯易惊、虚烦不眠、舌苔白腻微黄、脉弦滑或略数为证治要点。方中半夏祛痰化浊、和胃降逆，为君药。竹茹味甘性微寒，归肺、胃、胆经，故有走肺而涤痰热，入胃清热而止呕哕，归胆而善宁神志，开郁除烦之功，因此以之清热化痰，除烦止呕；枳实行气消痰，散结通痞。两者合君药既清胆胃之热，又行气降逆而化痰，共为臣药。陈皮理气燥湿；茯苓健脾渗湿，使湿祛而痰消；生姜、大枣和中醒脾培土，使水湿无以留聚。三者均为佐药。炙甘草益气和中，调和诸药，为使药。全方诸药合用，共奏清胆和胃、理气化痰、除烦止呕之效，用之可使痰热得清，胆胃得和，诸症可解。本方现代常用于神经症、精神分裂症、风湿性心脏病、急慢性胃炎、慢性支气管炎、梅尼埃病、妊娠呕吐等属痰热内扰，胆胃不和者。

### 一、主治证辨识

温胆汤原方主治胆胃不和，痰热上扰证。胆为奇恒之腑，藏清净之汁，内寄相火，属木，失其常则木郁不达，疏泄不利，胃气因而不和，进而化热生痰。痰气互阻，气郁化热，痰热上扰心神，则见虚烦不眠，惊悸不宁；胆热犯胃，胃失和降，浊阴上逆，则见呕吐呃逆，口苦吐涎；痰浊蒙蔽清窍，则可发为癫痫；舌苔腻而黄，脉象滑数或弦数，均为痰热内郁之象。

## 二、痰热阻于胸中之风湿性心脏病、心律失常

温胆汤被后世医家称为十大名方之一，临床运用十分广泛。痰热阻于胸中，会导致胸闷、心悸等症，而现代心血管疾病多有这些症状表现，故根据辨证论治原则，用温胆汤治疗痰热阻于胸中之心血管疾病有较好疗效。

现代中医大家蒲辅周曾用该方治一例48岁的女性病人。病人自诉工作劳累后不能平卧，经医院检查为风湿性心脏病、二尖瓣狭窄，经用洋地黄治疗而症状逐渐消失，后每年冬天易感冒，而喘咳不能平卧，有时天热亦发作，去年得过肺炎，后出现慢性心力衰竭，常有下肢肿胀。现夜间失眠较重，往往彻夜不寐，并有心慌气短，食欲尚佳，自觉胃空、嗳气吐酸，去年10月份起胃部隆起，以午后及夜间较甚，按之不痛，舌有麻木感，口干不敢饮，不知咸味，而对甘、辛、苦、酸均能辨别，头晕、疲乏、个性急躁，大便尚佳，月经尚准，本次月经量少而刚过，经期不舒，但不知所苦，面黄，脉寸尺沉细，两关弦大而急，舌质深暗，苔黄腻乏津。由于心肺早有损伤，因之血瘀气滞，目前肝胃火盛，治宜先调肝胃，方宗温胆汤加味：茯苓9g，法半夏6g，广陈皮3g，炙甘草1.5g，炒枳实2.4g，竹茹3g，玉竹9g，核桃肉2枚。服3剂。服第一剂药后胸部舒畅而入睡佳，第二剂后尚失眠，服第三剂后，睡眠很好，心慌见轻，多说话后有咳嗽，稍有白沫痰，食纳欠佳，二便正常，口干喜热饮，尚不知咸味，下肢有轻度水肿，血压100/70mmHg，脉两关弦急已稍缓，舌苔同前，原方加泽泻3g，服3剂。药后口渴见轻，仍失眠易醒，尚感舌麻不能辨咸味，食纳及二便正常，脉转沉弦细数，舌质仍暗，黄苔见退，后改血府逐瘀汤加减治疗。

上海当代名医颜德馨也有用温胆汤治心律失常的医案记载。有一例70岁男性病人，自诉心慌2个月，加剧5天。病人已有高血压、冠心病及心律失常病史多年。2个月前因操劳而发生心悸，伴唇紫，手颤，服药可缓解，伴夜寐不安，多梦，大便畅，舌红，苔薄黄腻，脉弦。血压：160/90mmHg，心电图示：室性期前收缩，频T波低平倒置。服用"麝香保心丸"无法控制症状。颜氏辨证属痰瘀交阻、蕴久化热，立清热化痰、活血化瘀之法，方用温胆汤加减：黄连3g，夏枯草15g，法半夏10g，青皮、陈皮各6g，茯苓30g，苦参5g，丹参15g，川芎15g，桂枝2g，葛根10g，赤芍、白芍各15g，升麻6g，荷叶10g，片姜黄6g，生蒲黄9g（包煎），炙甘草5g。服药14剂后，心悸症状减轻，寐安，余症亦明显好转，血压降至正常，心电图示：窦性心律，偶

发室性期前收缩。继服原方加减 2 个月，调理善后而安。

### 三、痰热扰心之失眠、精神分裂症

中医理论认为，肝主谋略，胆主决断，胆热内扰，故病人除虚烦不寐外，多有胆小易惊，反映在睡眠方面即睡眠表浅，易被惊醒。严重的可出现抑郁症、焦虑症及精神分裂症。

笔者曾治过一例 32 岁女性失眠病人，失眠病史已有 2 年。近 1 个月失眠加剧，遂来就诊。病人自诉近 1 个月几乎无法入睡，平时胆怯易惊，本月丈夫出差在外，晚上睡眠更加担心，经常被屋外风声或家里的电器（如冰箱等）发出的响声惊醒，平时莫明其妙地出现心虚烦，胸闷，胃口差，舌苔白腻微黄，脉弦略数。诊为痰热扰心证，拟温胆汤加减：半夏 15g，竹茹 10g，枳实 10g，珍珠母 30g，炙甘草 6g，白术 15g，茯苓 15g，陈皮 5g，酸枣仁 20g，远志 10g，龟甲 30g，牡蛎 30g。水煎服，每日 1 剂。服药 3 剂后，病人已能睡眠 4~5 小时，继续用药 14 剂，睡眠恢复正常。

当代名医，南京黄煌教授善辨证用方，被称为方证大家，他有类似的温胆汤用方经验案。有一例 15 岁男性精神分裂症病人，病程已有 2 年，就诊时，症见懒言少动，反应迟钝，目光呆滞，嗜睡，易疲，多汗，流涎，手足颤，舌颤，易烦躁，易激动，夜鼾，舌淡润，苔白，脉滑数。察其面色较暗，体形肥胖。诊断：精神分裂症，方用麻黄附子细辛汤加减：生麻黄 10g，制附片 20g（先煎 1h），北细辛 10g，干姜 12g，生甘草 10g，红枣 20g。服 14 剂，服药后觉药味麻辣，主症改善，唯有嗜睡和腰酸痛。前方加葛根 30g，肉桂 6g，续服 7 剂。病人自诉服用前方后，诸症渐解，但近日反复，药后恶心呕吐，懒言，乏力，嗜睡，反应迟钝，注意力差，食欲佳，多食则寒战，稍动则腰痛（疑本病由手淫引起），多疑，便干，舌淡红，舌体大，苔白腻，脉滑略数。改以温胆汤为主，处方：姜半夏 30g，茯苓 30g，陈皮 10g，生甘草 5g，枳壳 30g，竹茹 10g，干姜 10g，红枣 20g。15 剂。药效显著，自感如常人，不久前成绩排班级第 1 名。麻黄附子细辛汤和温胆汤均为黄煌教授用于治疗精神分裂症的常用方剂。本病案先期治疗着眼于懒言少动、反应迟钝、目光呆滞、嗜睡、易疲等症状，且肥胖而面色较暗，用前方以振奋病人身体功能，病情有所好转。此后病情反复，且表现多疑，自觉本病由手淫引起，多食则寒战，稍动则腰痛，提示其精神症状突出，其他症状均符合温胆汤证要求，且精神分裂症在温胆汤主治疾病谱内，遂改用温胆汤，效果显著。黄煌教授

名中医教你开药方 1

用温胆汤治疗精神分裂症一般加味不多，但姜半夏、茯苓、枳壳用量宜较大。

## 化痰息风之方——半夏白术天麻汤

半夏白术天麻汤出自《医学心悟》，由半夏、天麻、茯苓、橘红、白术、甘草、生姜、大枣组成，具有化痰息风、健脾祛湿的功效，主治风痰上扰之证，以眩晕、头痛、胸闷、口淡、舌苔白滑、脉弦滑为辨证要点。方中半夏味辛性温而燥，归脾、胃、肺经，功善燥湿化痰，且能降逆消痞，为君药。天麻甘平柔润，能入肝经，尤善平肝息风而止眩晕，其与君药相配，则化痰息风而止眩之力尤强，二药均为治风痰眩晕头痛之要药。又以白术补脾健中而燥湿，使脾运健则湿痰去，湿痰去则眩晕可除。二者均为臣药。橘红理气化痰，燥湿和中，既助君药以祛痰湿，又调气以消痰；茯苓健脾渗湿，与白术相须为用，以治生痰之源；生姜、大枣调和脾胃。四药皆为佐药。使以甘草，和中而调和诸药。诸药相合，共奏化痰息风、健脾祛湿之效，为治风痰眩晕之良方。本方为"化痰息风法"代表方，现代常用于耳眩晕、神经性眩晕属风痰上扰者。

### 一、主治证辨识

半夏白术天麻汤原方主治风痰上扰证。脾主运化，脾虚不能运化水液，水湿内停，聚湿成痰，痰湿壅遏，引动肝风，肝风挟痰上扰清空，故见眩晕、头痛；痰湿内阻，气机郁滞，痰气交阻，故见胸膈痞闷；痰湿中阻，胃失和降，故见恶心呕吐；舌苔白腻，脉弦滑，亦为痰湿挟风之征象。

### 二、风痰上扰清窍之高血压

高血压是临床常见病和多发病之一，临床以头晕为主要表现，很多病人因为头晕看医生才知道自己得了高血压。在高血压病人中，肥胖者占有较大比例。中医认为"肥人多痰湿"，这些病人的高血压多与风痰上扰有关，半夏白术天麻汤对该类高血压有较好疗效。

笔者曾治过一例36岁男性病人，因头晕前来就诊，病人为营销公司主管，身体肥胖，自诉近一个月来，因年终冲业绩，加班辛苦，开始出现头晕，刚开始是阵发性，一两天发一次，但近日来，每日发作，头晕得厉害，跟晕车、晕船似的，伴双下肢乏力，走路不稳，时感觉肚子胀，不消化，经常恶心，大便黏腻，舌淡，苔白厚腻，脉弦滑。查其血压150/98mmHg。诊为风痰上扰清窍证，立化痰息风治法，拟半夏白术天麻汤加减：半夏15g，天麻10g，白僵蚕10g，白芷15g，生甘草6g，白术15g，茯苓15g，陈皮5g，车前子10g，泽泻15g。水煎服，先服7剂。病人服药第3天就来了，说已经不晕了，血压也降下来了。效不更方，继续用药7剂，诸症痊愈，血压130/85mmHg。

### 三、风痰上扰鼻窍之鼻窦炎

中医称鼻窦炎为"鼻渊"。该病发病多与脾虚痰湿凝聚有关。脾虚不能运化水液，水湿内停，聚湿成痰，痰湿壅遏，引动肝风，肝风挟痰上扰鼻窍，导致头痛，头晕，鼻塞流涕或脓性分泌物。半夏白术天麻具有化痰息风、健脾祛湿的功效，对该型鼻窦炎有较好疗效。

笔者曾治一例20岁男性病人，有鼻窦炎病史2年，曾在当地医院治疗，行穿刺冲洗和抗生素治疗，病情反复，效果不显。就诊时，自诉前额部涨、闷、重、疼痛1个多月，伴鼻塞流脓涕及嗅觉障碍，经常头晕，胸闷，舌苔白腻，脉弦滑。查额窦处明显压痛。诊断为风痰上扰鼻窍证，立化痰息风通窍之法，拟半夏白术天麻汤加减：半夏15g，天麻10g，苍耳子10g，白芷15g，生甘草6g，白术15g，细辛6g，辛夷10g，藿香10g。水煎服，每日1剂。服药1周后症状减轻，连服21剂，诸症消失，X线片提示鼻窦恢复正常，随访1年无复发。

# 第十章　祛湿类方

祛湿类方是以祛湿药物为主组成，具有化湿利水、通淋泄浊作用，治疗水湿病证的一类方剂。属于八法中的消法。

湿邪伤人，常与风、寒、暑、热相杂，又因患病机体体质不同，证候多有兼夹或转化。治疗方法、方药配伍，亦应随之而不同。大抵湿邪在外、在上者，可表散微汗以解之；在内、在下者，可芳香苦燥以化之，或甘淡渗利以除之；从寒化者，宜温阳化湿；从热化者，宜清热祛湿；体虚湿盛者，又当祛湿扶正两相兼顾。故祛湿剂分为燥湿和胃、清热祛湿、利水渗湿、温化寒湿、祛风胜湿五类。

水湿运化转输，关乎五脏，然主水在肾，制水在脾，调水在肺。故治水湿之法常需配合宣降肺气、健脾助运、温肾化气等。此外，通畅三焦气机，助膀胱气化，亦有利于祛除水湿。湿为有形之邪，性重浊黏滞，每易阻滞气机，故祛湿剂中常配伍理气之品，以求气化则湿亦化。

## 外散风寒，内化湿滞之方——藿香正气散

藿香正气散出自《太平惠民和剂局方》，由大腹皮、白芷、紫苏、茯苓、半夏、白术、陈皮、厚朴、桔梗、藿香、甘草组成，具有解表化湿、理气和中的功效，主治外感风寒、内伤湿滞证，如霍乱吐泻、水土不服、晕车晕船、山岚瘴疟等属湿浊内阻、脾胃不和者。以恶寒发热，上吐下泻，舌苔白腻为辨证要点。方中藿香辛温芳香，外散在表之风寒，内化脾胃之湿滞，且可辟秽和中，为治霍乱吐泻之要药，重用以为君药。紫苏、白芷辛温发散，助藿香外散风寒，紫苏尚可醒脾宽中、行气止呕，白芷兼能燥湿化浊；半夏曲、陈皮理气燥湿，和胃降逆以止呕。四药助藿香外散风寒，内化湿滞，共为臣药。大腹皮、厚朴行气化湿，畅中行滞，且寓气行则湿化之义；白术、茯苓

健脾运湿以治生湿之源；桔梗宣肺利膈，既益解表，又助化湿；煎加生姜、大枣，内调脾胃，外和营卫。以上俱为佐药。甘草调和诸药，用为使药。诸药相伍，外散风寒，内化湿滞，使气机通畅，脾胃调和。若霍乱吐泻、水土不服、晕车晕船、山岚瘴疟，症见呕吐腹泻，舌苔白腻者，亦可以本方散寒祛湿，辟秽化浊，和中悦脾而治之。本方现代常用于夏月时行感冒、急性胃肠炎等属湿滞脾胃，外感风寒证者。

### 一、主治证辨识

藿香正气散原方为外感风寒，内伤湿滞证而设。夏月感寒伤湿，常致此证。风寒犯表，正邪相争，故见恶寒发热，头痛，脉浮等表证；内伤湿滞，湿浊中阻，脾胃不和，升降失常，则见恶心呕吐，肠鸣泄泻，舌苔白腻；湿阻气滞，故胸膈满闷，脘腹疼痛。

### 二、暑天受寒之阴暑证

藿香正气散原主治外感风寒，内伤湿滞证。很多人认为该方应在冬天天气寒冷时使用，但事实刚刚相反，藿香正气散在暑热天使用机会更多。有些方书直接将它归为清热解暑类方，这也不对，前面同大家分析过，该方是治外感风寒，内伤湿滞证的，暑热证并不合适。这又是为什么呢？

这得从人们避暑的习惯来说，到了暑热天，大家都不免贪凉饮冷，古人在暑天就有喝冰凉井水的习惯，并用井水镇西瓜吃，有的人甚至在砖地上铺上凉席睡觉。在夏天，天气热，人体腠理开泄，皮肤毛孔都打开了，此时用凉的环境来影响自己，寒湿之气就比平时更易入里。现代人也是如此，浑身大汗时，马上进入空调房，或是从冰箱拿出饮料，一口灌下去，寒湿直接进入脾胃。外面的湿气本来就重，此时再加上空调，就是寒加湿。本来是暑热天，却被我们自己改造成寒湿的环境了。

笔者曾治一例7岁的女性病儿，当时正值三伏天，病儿母亲带她到少年宫去参加某舞蹈培训班，因天气酷热，该病儿一到少年宫立即进入培训教室，对着空调吹冷风，培训结束，下午回到家后，病儿自觉胸中烦躁闷热至极而肌肤无丝毫汗出，身体十分难受，遂来就诊。笔者看过后，开了一盒藿香正气水，嘱病儿母亲立即用开水兑服，每隔一小时服药一次，连用两支，首服约半小时后即见效果，津津汗出，两支服完，症状已经完全得解。

### 三、风寒外袭，湿浊内阻之胃肠型感冒

胃肠型感冒是感冒的一种，除感冒症状外，病人还表现有胃肠道的症状，如恶心、呕吐、腹痛、腹泻等，该型感冒与藿香正气散主治相似，采用藿香正气散治疗有较好效果。

笔者曾治一例17岁男性病人，病人3天前因受寒感冒，恶寒发热，头痛，自己服用银翘解毒片无效，除原来症状外，还有呕吐、腹泻症状，遂来就诊。就诊时症见恶寒发热，头痛，四肢冷痛，恶心，当天已呕吐2次，腹泻3次，为稀水样便，舌淡，苔白腻，脉浮滑。诊为外感风寒，内伤湿滞证，予以藿香正气口服液治疗，服药3天后，诸症痊愈。

## 湿热疼肿之圣方——当归拈痛汤

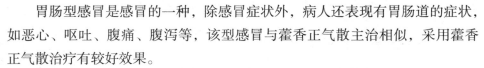

当归拈痛汤出自《医学启源》，由白术、人参、苦参、升麻、葛根、苍术、防风、知母、泽泻、黄芩、猪苓、当归、炙甘草、茵陈、羌活组成，具有利湿清热、疏风止痛的功效，适用于风湿热痹以及脚气、疮疡等属湿重热轻者，以肢节烦痛、肩背沉重、舌质红、苔黄腻、脉浮为辨证要点。方中以羌活、茵陈为君药，取羌活祛风胜湿，止周身痹痛；以茵陈清热利湿，而通利关节。臣以猪苓、泽泻利水渗湿，黄芩、苦参清热燥湿，共助祛湿清热之力；防风、升麻、葛根解表疏风，升发脾胃清阳以化湿，以资疏风除湿之功。佐以白术、苍术健脾燥湿，使湿邪得以运化；人参、当归益气养血，扶正祛邪，且可使诸药燥利而不伤气血；知母清热润燥，兼能使辛散而不耗阴津。使以甘草，调和药性，而益脾胃。综合全方，具有利湿清热、疏风散邪、表里分消之效。清代医家张璐在《张氏医通》中盛赞该方为"湿热疼肿之圣方"。后世医家将该方广泛用于风湿性关节炎、类风湿关节炎、肩周炎、痛风等属风湿热邪所致者。

### 一、主治证辨识

当归拈痛汤原方主治风湿热痹证，湿为阴邪，本性趋下，但本证中，湿邪与风邪、热邪等阳邪相合，则上下表里，无处不到。不通则痛，故病邪可导致四肢关节烦痛，肩背沉重。舌质红，苔黄腻，脉浮为风、湿、热三邪兼夹的表现。对该证的辨识，要根据病证的表现确定湿邪所处的病位及兼邪情

况，如湿邪偏于留滞经络，表现以"遍身疼痛"为主，则治疗以风药胜湿为主；湿邪偏于"下注于胫，肿痛不可忍"，则治疗偏重于淡渗利湿。

## 二、风湿热上犯经络之肩周炎

笔者曾治一例49岁女性病人。病人患左侧肩周炎2年余，每因气候变化或进食油腻、辛辣刺激食品诱发加重。曾采用理疗及其他对症方法治疗，自觉症状时轻时重，时好时坏，效果不显。就诊时，症见左侧肩关节疼痛，活动受限，心烦口苦，腰部酸痛，平时月经量少，小便尿黄，大便正常，舌红，苔微黄腻，脉细数。诊为风湿热上犯肩部经络，拟当归拈痛汤加减：当归15g，羌活15g，苦参10g，葛根30g，苍术、白术各10g，防风15g，知母10g，泽泻10g，猪苓10g，升麻9g，党参20g，甘草10g，茵陈30g，姜黄15g，桑枝15g。水煎服，每日1剂。服上方5剂后，肩关节疼痛减轻，继续服21剂，症状痊愈。

## 三、风湿热郁于肌肤之湿疹

笔者曾治一例36岁女性病人。病人面部起丘疹，渗出、瘙痒1年。当地医院诊断为湿疹，口服赛庚啶、维生素C、马来酸氯苯那敏、盐酸依匹斯汀，配合消风散治疗，时有好转，但每因情绪不佳、休息不好、劳累、饮食不适而加重，求治于中医。就诊时症见面部散在丘疹、脓疱，部分出现糜烂，渗出，瘙痒水肿，身热不扬，心烦，口渴，大便干，尿短赤，舌红苔黄，脉滑数。诊为风湿热邪，浸淫肌肤证，治以清热利湿，消瘀止痒。拟当归拈痛汤加减：茵陈30g，苦参15g，黄芩15g，防风10g，羌活15g，升麻6g，葛根30g，猪苓15g，知母10g，泽泻10g，苍术、白术各10g，甘草6g，当归15g，马齿苋30g，薏苡仁30g，土茯苓30g，地肤子15g。水煎服，每日1剂。服药15剂后，皮肤渗出减少，糜烂有所收敛，瘙痒续减，守方续服14剂，服药后二便通调，渗出止，糜烂收敛，瘙痒渐止，诸症悉除。随访1年，未见复发，嘱其忌辛辣刺激。

## 湿热并治，湿重于热之方——三仁汤

三仁汤出自《温病条辨》，由杏仁、滑石、通草、白豆蔻、竹叶、厚朴、生薏苡仁、半夏组成，具有宣畅气机、清利湿热的功效。主治湿温初起或暑温夹湿之湿重于热证，以头痛恶寒、身重疼痛、午后身热、胸闷不饥、苔白不渴为辨证要点。方中杏仁苦平，宣利上焦肺气，使气化则湿亦化；白豆蔻芳香化湿，行气畅中以助祛湿；薏苡仁淡渗利湿，导湿热从下焦而去。三仁合用，宣上、畅中、渗下，使湿热之邪从三焦分解，共为君药。湿阻气滞，故臣以半夏、厚朴行气除满，化湿和胃。湿遏热伏，故佐以通草、滑石、竹叶清热利湿，导湿热从小便而去。本方芳化、淡渗、苦燥同用，宣上、畅中、渗下并行，使三焦湿热上下分消，湿化气行，诸症可除。

湿温初起，证多疑似，每易误治，故吴瑭于《温病条辨》中明示"三戒"，其言："一曰，不可见其头痛恶寒，身重疼痛以为伤寒而汗之，汗伤心阳，则神昏耳聋，甚则目瞑不欲言；二曰，不可见其中满不饥，以为停滞而下之，下伤脾胃，湿邪乘势下注，则为洞泄；三曰，不可见其午后身热，以为阴虚而用柔药润之，使湿热锢结而病不解。"本方现代常用于肠伤寒、胃肠炎、肾盂肾炎、布氏杆菌病、急慢性肾小球肾炎以及关节炎等属湿重于热者。

### 一、主治证辨识

三仁汤原方为湿温初起、湿重热轻之证而设。《温病条辨·上焦篇》云："湿温者，长夏初秋，湿中生热，即暑病之偏于湿者也。"湿温初起，邪遏卫阳，则见头痛恶寒；湿性重浊，故身重疼痛，肢体倦怠；湿邪内蕴，气机不畅，则见胸闷不饥；湿为阴邪，湿遏热伏，故午后身热，身热不扬；面色淡黄，苔白不渴，脉弦细而濡等，皆为湿重之象。对该证辨识要注意以下几个方面：一是该病湿浊较甚，为主要病邪，可进一步影响脏腑功能，使脏腑功能失调，诸病丛生；二是病位较广，或上、中、下三焦俱病，或表里、内外俱病；三是舌质淡红或红，苔白腻或黄腻。舌苔腻是湿浊证的重要指征，可偏寒偏热，或兼虚夹实，临床应注意。

### 二、湿热郁于肌肤之自汗证

汗证是由于阴阳失调，腠理不固，而致汗液外泄失常的病证，分自汗、盗汗两类，临床多见气虚自汗、阴虚盗汗，但也有湿热内蒸、津液外泄之汗证，此类汗证由湿热弥漫，阻滞气机，郁于肌肤，腠理开阖失度所致。三仁汤宣通上下、化湿清热之功，不止汗而汗自止。

笔者曾治一例 35 岁男性病人，平时出汗多，活动后包括吃饭、上下楼梯即大汗淋漓，症状已有 2 年。曾自己购买六味地黄丸、玉屏风颗粒，服后无效。就诊时自诉容易出汗、稍动则大汗淋漓，在就诊过程中，病人即不断出汗，平素嗜酒，每日至少喝 3 两白酒，伴有心烦、口苦、大便略干、小便色黄、舌质淡、苔黄腻、脉沉弦。诊为湿热内蕴，迫津外泄证，拟三仁汤加减：杏仁 10g，薏苡仁 30g，白豆蔻 10g（后下），厚朴 10g，川木通 10g，半夏 10g，滑石 30g，冬瓜仁 30g，竹叶 10g，车前子 15g，苍术 10g，绵茵陈 30g。水煎服，每日 1 剂。服药 7 剂，药后汗出大减，继以上方加减，连服 14 剂，汗止病愈。

### 三、湿热上扰清阳之眩晕

眩晕是临床常见病，其发病原因较多，包括痰湿、水饮上犯清阳，肝肾阴虚，肝阳上亢，肝火上炎等，若湿热郁阻，湿遏热伏，湿热上犯清窍也会导致眩晕，采用三仁汤有较好效果。

笔者曾治一例 52 岁女性病人，眩晕反复发作近 3 个月。就诊时，病人体形较胖，自诉头晕，好似湿毛巾裹头，每日下午自觉发热，但测体温不高、血压正常，伴不思饮食，经常心烦，舌质淡，苔黄腻，脉沉滑。诊为湿热郁阻，上蒙清窍证，拟三仁汤加减：杏仁 10g，生薏苡仁 30g，白豆蔻 10g（后下），厚朴 10g，半夏 10g，川木通 10g，滑石 30g，竹叶 6g，白僵蚕 10g，白术 10g，泽泻 10g，甘草 6g。水煎服，每日 1 剂，服药 7 剂后复诊，眩晕明显好转，上方再服 7 剂，诸症痊愈。

### 四、湿热扰动精室之遗精

遗精是临床常见男科疾病之一，因肾藏精，故该病的发生或是肾虚，肾气不能固摄，不能藏精而致；或是邪气扰动精室，迫精外泄而成。明代龚信《古今医鉴·遗精》说："夫梦遗滑精者，世人多作肾虚治……殊不知，此证多属脾胃，饮食厚味，痰火湿热之人多有之。"湿热下注精室，扰动精室迫精外泄也是遗精常见原因之一，对该类病人采用三仁汤有较好疗效。

笔者曾治一例 21 岁男性病人，反复遗精 2 年。病人未婚，在夜总会工作，平时喝酒较多，特别是啤酒，近 2 年来遗精频作，每 3~5 日即遗精 1 次，伴口苦、咽干、全身倦怠乏力、小便色黄、大便略干，2 天一次，舌质红，苔白腻，脉沉濡。诊为湿热下注，扰动精室证，治以化湿清热、涩精止遗，拟方三仁汤加减：杏仁 10g，生薏苡仁 20g，白豆蔻 10g（后下），半夏 12g，川木通 10g，竹叶 10g，滑石 30g，厚朴 10g，山药 20g，芡实 15g，白扁豆 156g，生龙骨、生牡蛎各 18g，甘草 6g。水煎服，每日 1 剂。服后 1 周内未有遗精，上方连服 21 剂，嘱其减少喝酒，诸症悉除。

## 湿热并治，湿热并重之方——甘露消毒丹

甘露消毒丹出自《温热经纬》，由滑石、黄芩、绵茵陈、石菖蒲、川贝母、木通、藿香、连翘、白豆蔻、薄荷、射干组成，具有利湿化浊、清热解毒的功效，主治湿热并重之湿温时疫证，以身热倦怠，口渴尿赤或咽痛身黄，舌苔腻、色白或微黄为辨证要点。方中滑石清热利湿解暑；茵陈清利湿热而退黄；黄芩清热燥湿，泻火解毒。三药相伍，清热、利湿、解毒，正合湿热疫毒之病机，故重用为君。白豆蔻、石菖蒲、藿香芳香化湿，悦脾和中，令气畅湿行；木通清热利湿，导湿热从小便而去。二者共为臣药。热毒上壅，佐以连翘、薄荷、射干、贝母清热解毒，透邪散结，消肿利咽。诸药相合，清热、利湿、解毒并行，共奏利湿化浊、清热解毒之功。本方现代常用上呼吸道感染、急性胃肠炎、急性胆囊炎等属湿热并重者。

### 一、主治证辨识

甘露消毒丹原方主治湿热疫毒，邪在气分，湿热并重之证。湿热交蒸，弥漫三焦，故身热倦怠；湿阻气滞，故胸闷腹胀；热毒上壅，伤津，则咽痛颐肿，口渴；湿热熏蒸肝胆，胆汁外溢，则身目发黄；湿热下注，则小便短赤、淋浊，甚或泄泻；舌苔厚腻或干黄，脉濡数或滑数等亦为湿热稽留气分之征。

### 二、湿热并重，热邪缠绵之高热不退

笔者曾治一例 24 岁男性病人。病人 4 天前，先是咽喉疼痛，后开始发热，体温最高 39.5℃以上，曾服用西药及抗生素治疗，但高热反复，缠绵不退。就诊时，症见高热、汗出较多，但汗出热不退，咽喉肿痛，咳嗽咳黄痰，胸痛，疲乏体倦，食欲不振，口干口苦，尿黄，大便结，两天未解，舌苔黄滑，脉滑数。拟甘露消毒丹加减：射干 10g，白豆蔻 10g，藿香 10g，石菖蒲 10g，滑石 20g，连翘 20g，川木通 10g，薄荷 10g，黄芩 15g，绵茵陈 30g，大黄 5g（后下），土茯苓 20g，杏仁 10g，浙贝母 15g。水煎服，3 剂。服药后热退脉静身凉，胃口好转，大便每日两次，但仍有口苦，咽微痛，胸闷，舌苔转薄

第十章　祛湿类方

黄白腻，脉滑，原方加瓜蒌仁 15g，枳实 10g，服用 1 周，诸症痊愈。

### 三、湿热并重，热壅于肺之咳嗽

咳嗽是临床常见病之一，因多数咳嗽病人可以在短期治愈，所以多数人认为该病是普通病，一般不会太重视。但有些咳嗽缠绵难愈，对病人生活和工作造成严重影响。对于该类咳嗽的治疗是考验医生诊疗水平的重要标志之一，民间有"名医不治喘"的说法，这个喘也包括反复难愈的咳嗽。中医理论认为，湿邪为阴邪，重浊黏滞，湿邪致病，缠绵难愈。对于反复难愈的咳嗽要从"湿"处入手。

笔者曾治一例 35 岁男性病人。病人自诉反复咳嗽 3 个月，在当地医院诊断为慢性支气管炎，服用抗生素及其他药物对症治疗，效果不显。就诊时，症见咳声连绵，咳吐黄色黏痰，自诉平时咽痒，痒必致咳，伴胸闷头重，身体倦怠乏力，口干、口苦，大便略干，小便色黄，舌红，苔黄腻，脉濡数。诊为湿热郁积于肺之咳嗽，拟方：白豆蔻 10g，藿香 10g，茵陈 30g，滑石 30g，川木通 10g，石菖蒲 10g，黄芩 10g，连翘 15g，浙贝母 14g，射干 10g，薄荷 6g（后下），桔梗 15g，杏仁 10g，瓜蒌仁 15g。水煎服，7 剂。嘱咐病人忌烟酒及油腻食物。服药后，咳嗽明显减轻，胸闷体倦亦大有好转，继续用 14 剂，诸症痊愈。

现代中医大家刘渡舟也有类似用方经验，刘氏曾治一例 5 岁半男性病儿，其为过敏体质，每闻异味则嚏而咳，继之则喘。近 2 个月来病情加重，夜间憋气喉鸣，痰不易出，伴有不欲饮食、烦躁不安、小溲短赤、大便不调等症。舌红，苔白腻，脉细滑小数。刘氏辨为湿热羁肺、肺气不宣，立芳香化浊、清热和湿之法，方用甘露消毒丹加减：浙贝母 12g，石菖蒲 8g，射干 10g，白豆蔻 8g，茵陈 10g，滑石 12g，藿香 8g，杏仁 10g，薏苡仁 12g，黄芩 6g，栀子 8g，通草 10g，桔梗 10g，厚朴 12g，前胡 10g，紫菀 10g。水煎服，7 剂。药后症减咳轻，仍守上方加减化裁，咳嗽霍然而愈。

## 温阳化气之方——五苓散

五苓散出自《伤寒论》，由猪苓、泽泻、白术、茯苓、桂枝组成，具有利水渗湿、温阳化气的功效，主治蓄水证、痰饮及水湿内停所致的水肿、泄泻等，以小便不利、舌苔白、脉缓为辨证要点。方中重用泽泻为君，以其甘淡，直达肾与膀胱。臣以淡渗之茯苓、猪苓，以助君药利水渗湿之力。佐以白术补气健脾以运化水湿，合茯苓既可增健脾制水之效，又可输津四布以止口渴。膀胱的气化有赖于阳气的蒸腾，故又佐入桂枝温阳化气，内助膀胱气化以利水，外散风寒以解表。本方服后要"多饮暖水"，以助桂枝解表，达"汗出愈"之功。诸药相伍，共奏淡渗利湿、健脾助运、温阳化气、解表散邪之功。本方现代常用于急慢性肾小球肾炎之水肿、肝硬化腹水、心源性水肿、急性肠炎、尿潴留等属水湿内停证者。

## 一、主治证辨识

五苓散原方可治疗三种病证，蓄水证、痰饮证和水湿内停所致的水肿、泄泻等。为什么三种病证可用一方治疗呢？因为这三种病证，病机一样，都是水湿内停，故用同一方治疗，中医称之为异病同治。所谓"蓄水证"，是指太阳表邪不解，循经传腑，以致膀胱气化不利，水湿内停之证。表邪未解，故头痛微热，脉浮；邪入膀胱，气化失司，故小便不利；水湿内停，津液不得上承于口，故渴欲饮水；水湿内停，饮入之水不得输布而上逆，故水入即吐，而成为"水逆证"。水湿内盛，若泛溢肌肤，则为水肿；下注大肠，则为泄泻；水湿聚而化痰，痰饮上犯清阳，则吐涎沫而头眩。上述所见病证虽有所不同，但皆与水湿内盛、膀胱气化不利有关。

## 二、气化不利，津液不布之尿崩症

尿崩是指抗利尿激素分泌不足或肾脏对抗利尿激素反应缺陷而引起的症候群，其特点是多尿、烦渴、低比重尿和低渗尿。中医认为该病与膀胱气化不利，水湿内停有关，气化不利，不能输布津液，津液不能上承则见口渴，饮多则尿亦多。采用五苓散治疗有较好疗效。

山东名医李克绍医案记载一例 7 岁男童，病儿多饮多尿，在当地医院检查诊断为尿崩症，治疗无效。诊见神色、脉象无异常，惟舌色淡有白滑苔，像刷了一层薄薄不匀的糨糊似的。因思此证可能是水饮内结，阻碍津液的输布，所以才渴欲饮水，饮不解渴。其多尿只是多饮所致，属于诱导性，能使不渴少饮，尿量自会减少。因予五苓散方：白术 12g，茯苓 9g，泽泻 6g，桂枝 6g，猪苓 9g。在本案例中，除多饮、多尿外，水湿内停症状并不明显，这种情况下可注意舌苔和脉象的辨识，本案例中，舌苔白滑是水气内停的一个主要特征。

### 三、水湿内停，气不布津之失音

膀胱气化不利，津液不能正常输布，水湿内停，咽喉得不到津液滋润，会导致喑哑之证。

现代名医刘渡舟医案中记载一例女性病人。病人失音4个多月，已到了不能言语的程度，而由其家人代诉病情。曾服用大量滋阴清热之品及西药，均未获效。病人喑哑无声，咽喉憋塞，口渴欲饮，头目眩晕。其大便尚调，惟小便不利，色白而不黄。切其脉沉，视其舌则淡嫩，苔水而滑。治须温阳下气，上利咽喉，伐水消阴，下利小便。拟方五苓散加减：茯苓30g，猪苓15g，泽泻16g，白术10g，桂枝10g。服药5剂，咽喉憋闷大减，多年小便不利症状亦除。惟有鼻塞为甚，嗅觉不敏，于上方加麻黄5g，续服3剂，病愈。从此未见复发。

### 四、痰饮上犯之眩晕

笔者曾治一例36岁女性病人，反复发作性眩晕、恶心、呕吐4年。1周前再次发作，经本院五官科检查，诊断为耳眩晕。就诊时，症见头晕、体倦乏力，口渴，但不欲饮，水入恶心、想吐，小便少，舌质淡，苔白滑，脉濡。拟五苓散加减：泽泻20g，猪苓12g，茯苓12g，白术10g，桂枝10g，白僵蚕10g。每日1剂，水煎服。服药3天后，眩晕、耳鸣、恶心、呕吐明显减轻，继续服药1周后症状完全消失。

当代北京名医聂惠民在其医案中也有类似用方经验介绍。聂氏曾治一例40岁男性病人，眩晕2个月。病人2个月前因坐骨神经痛，曾用激素及青霉素、链霉素治疗，共用链霉素14g，几日后自觉口周发麻，而后出现持续性头晕，伴有轻度恶心，血压上升至150/100mmHg，经服降压药，血压恢复正常，但眩晕不止，且日渐加剧，步态不稳，坐、站立时眩晕尤甚，视物旋转，起则头眩，平卧时症状消失，听力减退，即入院治疗。经神经科及耳鼻喉科会诊，诊断为：眩晕综合征（链霉素中毒）。经用维生素C、维生素B、静滴软骨素A治疗，并服用中药羚羊角（代）、犀角（代）以及安宫牛黄丸，效果不显。改用中药养阴清热、平肝潜阳之方，均未见效。后请聂氏会诊，就诊时症状为头晕目眩，坐立尤甚，视物旋转，如坐舟车，步态不稳，步履蹒跚，精神倦怠，喜卧休息，时时恶心，口干欲饮，心烦，饮食一般，二便尚可，面色虚浮且白，诊其脉沉缓，舌苔薄白而滑。观其脉证，此乃痰湿内阻，

名中医教你开药方 1

水气上冲而致眩晕，治以化气利湿，宗五苓散化裁：茯苓15g，猪苓9g，苍术12g，桂枝6g，甘草6g，葛根15g，泽泻9g，生地黄12g，川芎6g，水煎温服。进药6剂，诸症好转。服药24剂，眩晕消失而出院。追访1年，身体健康，正常工作。

## 滋阴清热利水之方——猪苓汤

猪苓汤出自《伤寒论》，由猪苓、茯苓、泽泻、阿胶、滑石组成，具有利水渗湿、养阴清热的功效，主治水热互结证，以小便不利、发热、渴欲饮水、舌红、脉细数为辨证要点。方中以猪苓淡渗利水，为君药。泽泻、茯苓淡渗利水，助君之力，为臣药。佐以滑石利水清热；邪热伤阴，又佐以阿胶滋阴润燥。诸药合用，利水而不伤阴，滋阴而不恋邪，使水气去，邪热清，阴液复，而诸症自除。本方现代常用于尿路感染、急性肾盂肾炎、肾小球肾炎、泌尿系结石等属水热互结伤阴者。

### 一、主治证辨识

猪苓汤原方为阴虚水热互结证而设。邪热传入膀胱，与水相搏，结于下焦，而成水热互结证。水热蕴结，气化不行，故小便不利或小便涩痛，发热；热伤血络，故尿中带血；邪热伤阴，故口渴欲饮；邪热上扰，故心烦不寐；舌红、苔黄、脉细数为邪热伤阴之象。该方证有三类症状：一是水湿内停下焦，如小便不利等；二是阴虚表现，如心烦不寐等；三是热在下焦表现，如小便涩痛，舌红、苔黄、脉数等。在这三类症状中，以水湿为主，阴虚热结为辅。

### 二、阴虚水热互结之系膜增殖性肾小球肾炎

系膜增殖性肾小球肾炎是一个病理形态学的诊断，病理上以光镜下肾小球呈弥漫性系膜细胞增生和（或）系膜基质增多为特征的肾小球肾炎，是慢性肾小球肾炎常见病理类型之一。本病好发于青少年，多见于男性，临床表现多种多样，如血尿、蛋白尿、肾病综合征、高血压、肾功能不全及肾小管间质损害等。中医认为该病属本虚标实之证，本虚以肾阴虚为主，后期转变为气阴两虚；标实则以湿热、热毒为主。其中阴虚水热互结是该病的主要发病机制之一，猪苓汤利水渗湿，养阴清热，对该病有较好疗效。笔者在广州

第十章 祛湿类方

中药大学攻读博士学位期间，曾采用该方加减治疗系膜增殖性肾小球肾炎 12 例。处方：猪苓 15g，茯苓 15g，泽泻 15g，滑石 9g，阿胶 9g，茜草 10g，白茅根 12g，当归 10g。上方滑石打碎，阿胶烊化后下。先把诸药（阿胶除外）放在一起加水 400ml，武火煮沸，文火煮 50 分钟，取汁 200ml，加入阿胶。每日 1 剂，连服 8 周。结果发现该方可以明显改善系膜增殖性肾小球肾炎的临床症状及其病理改变。

同一时期，现代名医刘渡舟指导的博士生陈明在研究中发现，应用加味猪苓汤治疗系膜增殖性肾小球肾炎大鼠模型，能明显减轻大鼠肾小球病变，阻止和延缓肾小球硬化过程。

### 三、阴虚水热互结之急性膀胱炎

笔者曾治一例 35 岁女性病人，尿频、尿急、尿痛 2 周。曾在当地医院服抗生素治疗，效果不显。就诊时病人尿频，每日 10 余次，尿痛、热如刀割，左腰痛引及下肢亦痛，下腹灼热疼痛，心烦、口干口渴较重，大便干、小便黄，舌质红，舌苔黄腻，脉细数。诊为阴虚湿热瘀阻，治以利湿化瘀，拟猪苓汤治疗：猪苓 15g，茯苓 15g，泽泻 15g，生薏苡仁 30g，滑石 30g（包煎），阿胶珠 10g，大黄 5g。服药 5 剂后，尿色变清，尿道疼痛减轻，腰痛亦减，但症状仍在，尿频减，脉仍细数。仍服上方 7 剂，症状痊愈。在本案例中，因大便干、苔黄腻，所以在原方中加入祛湿之薏苡仁、通便之大黄。

现代中医名家岳美中在运用本方时强调，如证与方合，最好不要随意加减。岳氏医案中记载，其曾在唐山诊治一李姓妇女，年 50 余，半年来经常尿脓血，频而且急，尿道作痛，经多方医治未效。其脉数、小腹痛拒按。此虽下焦蕴有湿热，但久溺脓血必致阴伤，处以猪苓汤：猪苓 9g，泽泻 12g，白术 9g，阿胶 6g，滑石 9g。药尽 3 剂，诸症均失。数日之后又复发，但稍轻，因思其久病必虚，则于方中加山药 9g。服药 3 剂，诸症反而加重，虑加山药恐有失当之处，去之，复进原方 3 剂，诸症又减，只余排尿时尿道稍感疼痛。又虑及尿道久痛恐有砂石瘀滞，加入海金沙 9g 以导其浊，服 2 剂，诸症又大作，鉴于二次复发失败的教训，再不敢任意加减，乃守猪苓汤原方，服 10 剂而获痊愈。所以岳氏在指导学生临证时，常举此例相告，谓古方不可任意加减，若欲加减，宜循古人之加减法。

岳美中大师在谈到经方临床运用时说："有的只强调辨证施治时随证化裁之灵活变通的一面，忽略了古方原来配伍和剂量比例的原则性，这种看法不

名中医教你开药方 1

够全面。准确辨证固然很难，遵照古人原意用好古方则更难，恰当使用古方取得较随证化裁更高的疗效，则难之尤难。但这正是对学医者提出更上一层楼的要求，即必须认真练好中医基本功。用方遣药譬之下棋，能者多而精者少。不理解组方的原意，不掌握药物在配伍和用量上的精巧之处，就是原则不明。失去了原则性，则谈不上灵活性。古人制方，特别是张仲景制方精当严谨，值得我们学习的地方很多，希望后学者要认真钻研，搞好继承，古为今用，造福于人民。"

### 四、阴虚水热互结之尿路结石

笔者曾治一例 54 岁男性病人，左腰部疼痛 3 天，在当地医院进行 B 超检查，诊为"左肾结石"，予以止痛等对症处理，疼痛缓解，但药停后疼痛再次发作，遂来就诊。就诊时症见腰痛，体位改变时疼痛加剧，夜间疼痛加重，无法睡眠，2 天未进食，腹微胀，口干，大便干，已 3 日未解，小便频、尿黄，淋沥不尽，每日 10 多次小便，舌质暗红，苔薄黄，脉弦细数。诊断为阴虚水热互结证，立猪苓汤加减：猪苓 15g，茯苓 15g，泽泻 20g，阿胶 20g（烊化），滑石 30g，当归 10g，大黄 5g，金钱草 30g。水煎服，每日 1 剂。服药 3 剂后，疼痛缓解，小便通畅，每日一次大便，继服 1 周，病如失，肾区没有任何疼痛，只是偶尔尿道痛，效不更方，原方去金钱草，再服 3 剂，病愈。

## 益气消肿之方——防己黄芪汤

防己黄芪汤出自《金匮要略》，由防己、甘草、白术、黄芪、生姜、大枣组成，具有益气祛风、健脾利水的功效，主治风水或风湿属表虚证，以汗出恶风、小便不利、苔白为辨证要点。方中防己利水消肿，并能祛风胜湿以止痛，用为君药。黄芪益气补虚而固表，与防己相伍，祛风除湿而不伤正，益气固表而不恋邪，是为臣药。白术补气健脾祛湿，既助防己祛湿行水之力，又增黄芪益气固表之功；煎时加生姜少许以助防己祛风湿，加大枣以助黄芪、白术补脾气，姜枣相伍，又可和营卫，调脾胃。以上俱为佐药。甘草益气和中，调和诸药，为使药。诸药相伍，可使肌表得固，风湿得除，脾健湿运，水道通利，诸症可除。服本方后，出现"如虫行皮中""腰以下如冰"之感，此乃卫阳振奋、风湿欲解、湿邪下行之兆。"以被绕腰下"，意在温令微汗出，使风湿之邪得从表除。本方现代常用于风湿性关节炎、慢性肾小球肾炎及肥胖等属素体气虚，风湿客表或水湿内停者。

## 一、主治证辨识

防己黄芪汤原为风水证而设，该证是由肺脾气虚，肌表不固，风湿外袭，或由脾虚失运，水湿内生，复感风邪，水湿郁于肌表经络所致。水湿客于肌腠，故见身体困重，肢节疼痛或水肿；气虚卫表失固，故汗出恶风；舌淡苔白，脉浮，为风邪在表之象。

## 二、卫虚水泛之慢性肾小球肾炎

慢性肾小球肾炎是临床常见病，多数起病缓慢、病程长，临床表现呈多样性，以蛋白尿、血尿、高血压、水肿为基本临床表现。由于病程长，病人多有气虚表现，易感受风寒，感受风寒后易诱发和加重水肿，加重病情。该证类似风水证，风水的病机关键在于肺脾气虚，内不能运化水湿，外不能御邪于外，致水湿溢于肌肤。对于这类水肿可采用防己黄芪汤治疗，效果较好。

笔者曾治一例 21 岁女性病人，患慢性肾小球肾炎 2 年。平时体质较差，易感冒，每次感冒，会出现全身水肿。当地医院主治医生一再告诫病人要避风寒，不要感冒，否则会加重病情。病人于是求治中医，就诊时，病人感冒 3 天，双眼睑水肿，恶风、体倦乏力，全身困重，整天不想活动，舌淡苔白，脉浮缓。诊为卫虚水泛的风水证，拟防己黄芪汤加减：黄芪 30g，防己 10g，白术 15g，生姜 10g，炙甘草 10g，泽泻 15g，茯苓 15g，蝉蜕 10g，玉米须 30g，车前子 10g，大枣 5 枚。水煎服，每日 1 剂。服药 1 周后，水肿消除，诸症痊愈，嘱咐病人服用玉屏风颗粒调养 1 个月固护卫气。

现代名医刘渡舟在其医案中有类似记载。刘氏曾治一例 32 岁女性病人，周身水肿已一年多，两腿按之凹陷成坑，小便不利，食欲不振，神疲体乏，望其面色黄白虚浮，舌质淡而体胖，脉沉缓无力。初用五苓散加苍术、附子，服 2 剂后略有所效，改用防己黄芪汤治疗。黄芪 30g，防己 10g，白术 60g，生姜 10g，炙甘草 10g，泽泻 15g，茯苓 15g，肉桂 6g，车前子 18g，大枣 7 枚，用 6 大碗水，煎药成 2 大碗，分温 4 次服完。再煎时，用 3 大碗水，煎成 2 碗，分温 3 次服。2 剂药后，小便畅利而肿消。本案水肿较严重，所以合用《石室秘录》中的"分水丹"法，使方药构成三补一泻之法，并且制大其剂，使其迅速奏效。

### 三、气虚痰湿阻于肌肤之单纯性肥胖

单纯性肥胖是临床常见病之一，也是困扰许多中、青年身心健康的主要因素之一，该病可见于任何年龄，幼年型者自幼肥胖，成年型者多起病于20~25岁，临床以40~50岁的中壮年女性为多，约1/2成年肥胖者有幼年肥胖史。一般体重呈缓慢增加（女性分娩后除外），男性脂肪分布以颈项部、躯干部和头部为主，而女性则以腹部、下腹部、胸部乳房及臀部为主。中医认为该病多与痰饮、水湿、气虚有关。其中肺脾气虚，水湿内停，聚湿成痰，痰湿溢于肌肤，会致肥胖。防己黄芪汤益气祛风、健脾利水，对该类肥胖有较好疗效。

笔者曾治一例25岁的女性病人，病人自幼肥胖，后来体重逐年加重，做过内分泌相关检查，已排除内分泌失调因素。自己曾采用过多种减肥方法，效果不显，因体重原因，婚恋受影响，希望进行中医治疗。就诊时，身高1.55米，体重达70kg，与其他肥胖者相比，病人食欲并不强，正常饮食，但神疲体乏较重，晚上下肢轻度水肿，稍微活动便气喘吁吁，汗出不已，故病人基本无任何运动，面色苍白，舌质淡而体胖，脉沉缓。诊为气虚痰湿阻滞证，拟防己黄芪汤加减：黄芪30g，防己10g，白术15g，苍术15g，薏苡仁20g，炙甘草10g，法半夏10g，泽泻20g，茯苓15g，决明子15g，淫羊藿15g，荷叶15g。水煎服，同时要求病人每日运动1小时以上。服药1周后，病人体倦乏力、自汗症状减轻。用该方加减，连服2个月，病人体重减轻7.5kg。后嘱病人服玉屏风散调理，同时保持运动。

当代名医，首届国医大师、方剂学创始人、北京中医药大学教授王绵之谈到防己黄芪汤时说："临床还有一些病态的肥胖。凡见小便不好、小便不多，就要细致问病人，因为不是所有症状病人都能主动提供出来，有时候问了病人才会注意。特别是到了晚上这类病人的特点是腿有点肿，这时坚持用防己黄芪汤祛水减肥效果好，有时候可以在短时间内使体重减少十斤。"

在使用防己黄芪汤时还要注意以下两个方面。一是防己的种类。防己分为汉防己和木防己两大类，广防己来源为马兜铃科植物广防己的干燥根，因其存在的肾毒性，目前已基本不用；木防己则为防己科植物。汉防己利水消肿作用较强，木防己祛风止痛作用较好。在防己黄芪汤中用防己科木防己较好。二是临证加减。如脾胃虚弱，血脉不和所致的腹痛，加芍药；水饮伤肺导致咳喘，加麻黄；水饮上冲，加桂枝。

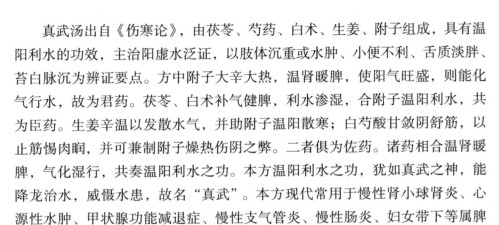

# 温阳利水之方——真武汤

真武汤出自《伤寒论》，由茯苓、芍药、白术、生姜、附子组成，具有温阳利水的功效，主治阳虚水泛证，以肢体沉重或水肿、小便不利、舌质淡胖、苔白脉沉为辨证要点。方中附子大辛大热，温肾暖脾，使阳气旺盛，则能化气行水，故为君药。茯苓、白术补气健脾，利水渗湿，合附子温阳利水，共为臣药。生姜辛温以发散水气，并助附子温阳散寒；白芍酸甘敛阴舒筋，以止筋惕肉瞤，并可兼制附子燥热伤阴之弊。二者俱为佐药。诸药相合温肾暖脾，气化湿行，共奏温阳利水之功。本方温阳利水之功，犹如真武之神，能降龙治水，威慑水患，故名"真武"。本方现代常用于慢性肾小球肾炎、心源性水肿、甲状腺功能减退症、慢性支气管炎、慢性肠炎、妇女带下等属脾肾阳虚、水湿内停者。

## 一、主治证辨识

真武汤原方为阳虚水泛证而设。真武，又名玄武，为四方宿名之一，是北方七宿的合称，因其虚危两宿形似龟（玄）、蛇（武），故称玄武。《医宗金鉴》中说："真武者，北方司水之神，以之名汤者，赖以镇水之义也。"《汉方精义》亦指出："名真武者，全在镇定坎水，以潜其龙也。"张仲景将本方命名为真武汤，形象地说明该方温肾行水之功，犹如真武之神，能降龙治水、威慑水患。水饮的产生与肾密切相关，肾主化气行水，如果肾阳虚衰，气化失司，则会导致水饮内停。水饮为患，无处不到，如水饮泛溢肌肤，则肢体水肿而沉重；流于肠间，则腹痛泄泻；上犯凌心，则心悸；阻遏清阳，则头眩。该方证中，除有水饮为患的症状外，还有肾阳虚衰的症状，如畏寒肢冷、腰膝酸软等，此外，舌质淡胖，苔白滑，脉沉细，亦为阳虚水停之征。

## 二、脾肾阳虚，气不化津之消渴

口渴、多饮、多尿、多食、身体消瘦是糖尿病常见临床症状，中医多从阴虚燥热病机入手，采用滋阴清热治法，用方如前面讲到的玉女煎等，有些病人效果较好，但有些却完全无效。为什么出现这种情况呢？笔者在临床中观察发现，不少 2 型糖尿病病人口渴、多饮、多尿症状明显，多食症状并不明显，而且虽口渴但无舌红少津，反多舌淡齿痕、苔滑之象，同时多伴有畏寒、体倦乏力等阳虚症状。其口渴者乃因肾阳虚衰，气化失职，气不化津，津不上达所致；有降无升，故小便清长。清著名医家柯琴认为真武汤有"壮元阳以消阴翳，逐疏垢以清水源"之功，真武温肾阳以化气，利水湿以止渴，可用于脾肾阳虚型 2 型糖尿病的治疗。

笔者治一例 45 岁 2 型糖尿病病人。病人糖尿病病史 3 年，长期服用二甲双胍、格列齐特等口服降糖药治疗，血糖控制不理想，病人也未重视，平时很少监测血糖，1 周前，自觉体倦乏力明显，嗜睡，遂来就诊。就诊时症见口渴，体倦乏力，动则尤甚，畏寒，心悸头晕，口渴多饮，纳差，大便稀溏，下肢微肿，舌淡红，苔薄白，脉沉弱，查空腹血糖 11.38mmol/L，尿糖（++），餐后血糖 15.67mmol/L。西医建议病人改为胰岛素治疗，病人不同意，故寻求中医治疗。诊为肾气阳虚衰，气不化津，拟真武汤加减：附子 15g（先煎），茯苓 15g，白术 15g，白芍 10g，桂枝 10g，黄芪 20g，苍术 10g，白僵蚕 15g，炙甘草 6g。水煎服。服药 1 周后症状减轻，空腹血糖降至 9.24mmol/L，尿糖（－），餐后血糖降至 10.42mmol/L。守方服 20 余剂，查空腹血糖正常，尿糖正常。

长春市名医桑景武善于用真武汤治疗糖尿病，在其医案有较多记载。他曾治一例 47 岁女性病人，患糖尿病 13 年，就诊时，病人面色萎黄，全身乏力，善饥多食，口渴多饮，尿频口甜，四肢逆冷。脉沉无力，舌苔白腻，舌质淡，查空腹血糖 17.54mmol/L，尿糖（+++）。辨证为脾肾阳虚，采用真武汤加减治疗：茯苓 50g，白芍 100g，白术 50g，附子 20g，干姜 20g，桂枝 50g，麻黄 20g。服上药 2 剂，口渴大减，四肢得温，诸症改善。效不更方，连服 4 剂，空腹血糖 4.44mmol/L，尿糖正常。后以金匮肾气丸口服 1 个月。随访 3 年未见病情反复。在本例医案中，桑氏方中用药剂量较大，他自己体会用量过小则杯水车薪，无济于事，如附子用量多在 20g 以上，最多用到 50g；茯苓、白术亦多在 50~100g。经方无需有大的增减，对于阳虚而阴竭者，需配人参，气阴双补，乃克有济。对这种药物用量，需要有一定的临床相关用药经验才可使用，一般情况下还是要慎用。

糖尿病肾病是糖尿病最严重的微血管并发症之一，它是由糖尿病糖代谢异常为主因所致的肾小球硬化，并伴尿蛋白含量超过正常。糖尿病肾病造成肾功能衰竭的概率比非糖尿病病人高 17 倍，是糖尿病病人主要死亡原因之一。糖尿病肾病临床表现可有蛋白尿、高血压及水肿，其中出现身体水肿症状者超过患病人群的一半以上，这可能是由糖尿病肾病病人尿中丢失大量蛋白而引起低蛋白血症所致。一旦体内出现持续性蛋白尿和全身性水肿，病人的血尿素氮和血肌酐浓度将增高，可进一步导致肾功能不全的表现，此时不加以控制，病人多在数年之内发展为尿毒症。中医认为该病的发生多为肾阳亏损、水饮内停所致，真武汤对该病有较好疗效。笔者曾治一例65岁男性病人，患糖尿病已有10年，曾口服降糖药治疗，血糖控制不理想，后改为胰岛素治疗，每日用量为50U。近1个月来，出现身体水肿，先是双下肢水肿，后逐渐增重，变成全身水肿。就诊时，病人面色苍白，双眼皮、面部及双下肢水肿，畏寒，以双下肢为甚，体倦乏力，大便干，小便多，夜间为甚，舌质淡，苔白滑，脉沉细。空腹血糖9.45mmol/L，尿糖（+）、尿蛋白（+++），血肌酐136μmol/L，血尿素氮12μmol/L，血压140/90mmHg。诊断为糖尿病肾病，证属肾阳虚损、水饮外溢，在维持原来胰岛素治疗基础上，拟真武汤加减：附子15g，干姜10g，茯苓15g，白芍15g，白术15g，黄芪20g，大黄5g，玉米须30g，地龙10g。水煎服，服药7剂后，水肿减轻，空腹血糖降至7.44mmol/L，尿糖正常、尿蛋白（++），继续用该方治疗1个月，水肿全消，空腹血糖降至6.25mmol/L，尿糖、尿蛋白正常，血肌酐121μmol/L，血尿素氮9mmol/L，血压130/85mmHg，嘱病人服肾气丸1个月巩固疗效。

### 三、肾阳虚衰，水饮上犯之眩晕

眩晕是临床常见病证，发病原因较多，其中肾阳虚衰、水饮上犯是其原因之一。肾主化气行水，肾阳不足，气化无力，水饮内停，水饮上犯清阳，头部清阳被扰会导致头目晕眩，水饮上犯则导致呕吐清水痰涎。对于该型眩晕采用真武汤治疗有较好疗效。笔者曾治一例49岁女性病人，头晕目眩7天。病人平时体倦乏力，容易感冒。1周前，早晨起床时突感天旋地转，不敢睁眼，伴有恶心呕吐清水，头昏沉涨疼，心动悸汗出，不欲食，食入即吐。曾在当地医院诊为梅尼埃病，予以对症处理，效果不显。就诊时，家人搀扶而来，自诉头晕，有天旋地转的感觉，恶心，呕吐，胃内容物已吐完，现只能呕吐清水、痰涎，体倦乏力，体寒肢冷，舌淡胖有齿印，苔白稍厚微腻，脉沉弱。诊断为肾阳虚衰、水饮上犯证，拟真武汤加减：制附子15g（先煎），白术10g，白芍15g，茯苓20g，泽泻15g，半夏15g，生姜30g，白僵蚕10g。水煎服，每日1剂。服3剂后诸症均减，再次7剂，诸症痊愈。

现代名医刘渡舟，在其医案中记载类似用方经验。刘氏曾治一例32岁男性病人。病人为汽车司机，夏日开车时，因天气炎热，常在休息时畅饮冰镇啤酒或汽水，每日无度。至秋即觉头痛，每于夜晚发作，疼痛剧烈，伴有视物昏花，必须以拳击其头部，或服止痛药片始能缓解。望其人面色黧黑，舌质淡嫩，苔水滑，脉沉弦而缓。刘氏诊为阳虚水泛，浊阴上窜，清阳被蒙之证。拟方真武汤加减：附子 12g，茯苓 18g，白术 9g，生姜 12g，白芍 9g，桂枝 6g，炙甘草 6g。服药 6 剂后，头痛明显减缓，改服苓桂术甘汤 4 剂而愈。

### 四、脾肾阳虚，湿浊下注之腹痛腹泻

脾肾阳虚，水饮内停，若水饮下注肠间，则会导致腹痛、腹泻，真武汤温阳化饮，对该类病证也有较好疗效。现代名医刘渡舟在其医案中记载一 60 岁的女性病人，其左上腹部隐隐冷痛如掌大，每于子夜时分疼痛发作，丑时腹泻，完谷不化，有黏液如涕，或如烂柿，腹中雷鸣，出冷汗，纳食减少。经服复方氢氧化铝（胃舒平）、酵母片及温胃理气等中药无效，病程已有 3 个多月，询知病证起于天寒食冷，因体阳虚弱，以致脾肾俱寒。先用附子粳米汤，服 2 剂后胃痛、肠鸣减轻。再诊时告知后背恶寒而疼痛，改用真武汤温阳利水，以治寒邪。附子 15g，生姜 15g，白芍 10g，白术 10g，茯苓 15g。2 剂后腹背疼痛止，恶寒轻，腹泻未作。因左胁有时作痛，是寒邪犯于厥阴，于上方中加入吴茱萸 15g，又服 1 剂而症消。

## 分清化浊之方——萆薢分清饮

萆薢分清饮出自《杨氏家藏方》，由益智仁、川萆薢、石菖蒲、乌药组成，具有温肾利湿、分清化浊的功效，主治白浊证，以小便浑浊频数、舌淡苔白、脉沉为辨证要点。方中萆薢利湿而分清化浊，为治白浊之要药，故以为君。石菖蒲辛香苦温，化湿浊以助萆薢之力，兼可祛膀胱虚寒，用以为臣。《本草求真》谓石菖蒲能温肠胃，"肠胃既温，则膀胱之虚寒小便不禁自止"。二药相伍，总以祛湿浊为主，故佐入益智仁、乌药温肾散寒。益智仁能补肾助阳，且性兼收涩，故用之温暖脾肾，缩泉止遗；乌药温肾散寒，除膀胱冷气，治小便频数。入盐煎服，取其咸以入肾，引药直达下焦，用以为使。综观全方，利湿化浊以治其标，温暖下元以顾其本。本方现代常用于乳糜尿、慢性前列腺炎、慢性肾盂肾炎、慢性肾小球肾炎、慢性盆腔炎等属下焦虚寒，湿浊不化者。

### 一、主治证辨识

萆薢分清饮原方为白浊证而设。该病由下焦虚寒，湿浊不化所致。下焦

虚寒，气化不利，肾失封藏，膀胱失约，故小便频数，尿浊如米泔，或如脂膏。

### 二、肾阳亏损，湿浊下注之慢性前列腺炎

慢性前列腺炎是临床常见男科疾病之一，包括慢性细菌性前列腺炎和非细菌性前列腺炎两种。临床表现有反复发作的下尿路感染症状，如尿频，尿急，尿痛，排尿烧灼感，排尿困难，尿潴留，后尿道、肛门、会阴区坠胀不适，前列腺液分泌等。中医认为该病可分为虚实两端，实证多为下焦湿热所致，虚证为脾肾阳虚，寒湿下注所致。萆薢分清饮温肾利湿、分清化浊，对该病属虚证者有较好疗效。

笔者曾治一例36岁男性慢性前列腺炎病人，小便淋沥不尽，伴白色分泌物2年。病人2年前出现小便排尿不畅，淋沥不尽，时有白色分泌物排出，以为自己得了性病，在多处小门诊治疗无效，后在当地医院做前列腺炎检查，诊为"前列腺炎"，服用抗生素治疗，效果仍不理想。就诊时，症见排尿后余沥不尽，时有白色分泌物，腹部及会阴部坠胀、冷痛，舌淡，苔白腻，脉沉濡。综合脉证，诊为肾阳亏损、寒湿下注证，拟萆薢分清饮加减：益智仁10g，川萆薢20g，石菖蒲10g，乌药10g，土茯苓30g，薏苡仁20g，白豆蔻5g，车前子10g，山药20g。水煎服，每日1剂。服药7剂后，腹部及会阴部坠胀、疼痛缓解，尿道白色分泌物减少，继服30剂，诸症消失。

### 三、肾阳亏损，带脉不固之慢性盆腔炎

慢性盆腔炎是指女性内生殖器及其周围结缔组织、盆腔腹膜的慢性炎症，临床主要症状为下腹部坠胀、疼痛及腰骶部酸痛，白带增多，月经紊乱等。中医认为下焦虚寒，湿浊下注是该病发生原因之一，对该型慢性盆腔炎采用萆薢分清饮治疗有较好疗效。笔者曾治一例45岁女性病人，反复白带半年。病人半年来，带下缠绵不已，经各种药物治疗，虽时有好转，但停药不久，症状又反复出现。就诊时，自诉带下增多、色白清稀、无臭味，伴腰膝酸软、恶寒、下腹冷痛，舌苔白，脉沉滑。综合脉症，诊为肾气不足、寒湿下注证，拟萆薢分清饮加减：益智仁20g，川萆薢20g，石菖蒲10g，乌药10g，柴胡10g，薏苡仁20g，荆芥15g，车前子10g，党参20g，山药20g。水煎服。服药7剂后白带减少，腰酸腹痛减轻，后改完带汤治疗2周，诸症痊愈。

# 滋肾补肝，蠲痹止痛之方——独活寄生汤

独活寄生汤出自《备急千金要方》，由独活、桑寄生、杜仲、牛膝、细辛、秦艽、茯苓、肉桂、防风、川芎、人参、甘草、当归、芍药、地黄组成，具有祛风湿、止痹痛、益肝肾、补气血的功效，主治痹证日久、肝肾两虚、气血不足证，以腰膝冷痛、肢节屈伸不利、心悸气短、脉细弱为辨证要点。方中独活辛苦微温，善祛下半身之风寒湿邪而通痹止痛，是为君药。臣以细辛、防风、秦艽、肉桂，祛风除湿、散寒止痛，以助君药之力。痹证日久，累及肝肾气血，故以桑寄生、杜仲、牛膝补肝肾，强筋骨，兼祛风湿；地黄、当归、芍药、川芎养血和血；人参、茯苓、甘草益气健脾，使气血充而筋骨经脉得以濡养。俱为佐药。甘草兼调和诸药，又为使药。综观全方，以祛风胜湿、散寒止痛为主，辅以补肝肾，益气血。标本并治，邪正兼顾，使风湿得除，肝肾得补，气血得充，诸症自愈。本方现代常用于慢性风湿性关节炎、类风湿关节炎、坐骨神经痛、腰肌劳损、骨质增生症、小儿麻痹症等属风寒湿痹日久，肝肾气血不足者。

## 一、主治证辨识

独活寄生汤原方为痹证日久而设。风寒湿邪痹着筋骨肌肉，日久不愈，以致肝肾不足，气血亏虚。肾主骨，肝主筋，腰为肾之府，膝为筋之会，肝肾亏虚故见腰膝疼痛，畏寒喜温；日久不愈，耗伤气血，筋骨失养，故肢节屈伸不利，或麻木不仁；心悸气短，舌淡苔白，脉细弱等均为气血不足之征。

## 二、肝肾亏虚，寒湿凝滞之腰椎间盘突出症

腰椎间盘突出症是临床常见疾病之一，临床多表现为腰痛，下肢放射痛，小腿发凉、怕冷、皮肤感觉麻木等。中医认为本病多由内外因相互作用所致，以肝肾亏虚、气血不足为本，风寒湿邪外侵为标。采用独活寄生汤治疗有较好疗效。笔者曾治一例51岁男性病人，腰痛伴右下肢疼痛麻木3个月。在当地医院做CT检查示，$L_5$—$S_1$椎间盘向右后突出，压迫硬脊膜囊，西医诊断为腰椎间盘突出症，予以对症处理，效果不显，建议其手术治疗，病人担心有不良反应，未同意，求治于中医。就诊时症见腰痛，伴右小腿发凉、怕冷，皮肤感觉麻木，咳嗽时加重，饮食、二便正常，舌质淡，苔白腻，脉沉迟。诊断为腰痛，证属肝肾亏虚，气血不足，拟方独活寄生汤加减：独活30g，秦

艽 15g，防风 15g，川芎 10g，党参 30g，肉桂 3g，牛膝 20g，细辛 6g，桑寄生 20g，杜仲 10g，当归 15g，茯苓 15g，熟地黄 20g，生白芍 15g，威灵仙 15g，附子 10g（先煎），炙甘草 6g。水煎服。同时每日配合制马钱子 0.5g 研末，分 2 次冲服。服药 1 周后症状明显减轻，可弯腰及行走，停服马钱子，原方再服 4 周，症状基本消失，能正常工作。在本方中使用了马钱子，该药具有较强的散结消肿、通络止痛之力，为治腰腿痛之要药。但马钱子有大毒，内服不宜生用，必先炮制以减其毒，多用散剂，日用量最大 0.6g，且中病即止，不宜久服。若遇病人服药后，出现头晕、口唇麻木，身体震颤甚则抽搐，全身出黏汗，即是中毒现象，应立即停药，同时可饮冷盐水或绿豆汤解之。

### 三、肝肾亏虚，气血不足，瘀血阻滞之腰肌伤损

腰肌伤损是指腰部肌肉、筋膜、韧带、关节囊及滑膜等软组织的急性损伤，多因突然遭受间接外力所致，俗称"闪腰"，是腰痛疾病中常见的一种。多发于青壮年体力劳动者及长期从事弯腰工作的人和平时缺乏锻炼、肌肉不发达的人。笔者曾治一例 35 岁的女性病人，腰痛 2 个月，加重 1 周。病人是办公室工作人员，长期伏案工作，2 个月前开始腰痛，弯腰等活动后加重，曾在当地医院 CT 检查未见异常，予以对症处理，症状有所缓解，但最近 1 周，腰痛再次发作，较以前严重。就诊时，腰痛，腰部肌肉稍紧张，各棘突无压痛，椎旁轻叩痛，腰椎各项活动稍受限，伴体倦乏力，饮食及二便正常，舌质淡，苔薄白，脉沉弦。诊为腰痛，证属气血不足、肾虚肝郁，拟独活寄生汤加减：独活 30g，桑寄生 20g，秦艽 15g，防风 10g，川芎 10g，熟地黄 20g，肉桂 6g，党参 30g，牛膝 20g，杜仲 20g，细辛 6g，当归 10g，茯苓 15g，白芍 20g，柴胡 10g，炙甘草 6g。水煎服，每日 1 剂。服 6 剂后，凌晨腰痛现象减轻。继服 14 剂，疼痛症状消失。

### 四、肝肾亏损，寒凝经络之肩周炎

肩周炎又称冻结肩，俗称漏肩风，好发于 50 岁左右的中老年人，多因外伤及外感风寒湿之邪诱发。《内经》云："女子……七七任脉虚，太冲脉衰少，天癸竭，地道不通，故形坏而无子也。丈夫……七八肝气衰，筋不能动。"肝肾亏虚，气血不足，风寒湿邪外侵，经络受邪，不通则痛。独活寄生汤对该病有较好疗效。笔者曾治一例 49 岁的男性病人，病人右肩关节疼痛、活动困难半年，经按摩、理疗稍有好转，近一个月来症状加重，在当地医院予以止

痛药对症处理，效果未显。就诊时，右肩关节疼痛，伴局部发凉、怕冷，夜间为甚，有纳差，偶有胃痛，腰膝酸软、四肢乏力，二便正常，舌质淡，脉沉滑。拟独活寄生汤加减：羌活 30g，桑寄生 20g，秦艽 15g，防风 10g，川芎 15g，党参 30g，杜仲 20g，川牛膝 20g，细辛 6g，当归 10g，茯苓 15g，熟地黄 20g，白芍 15g，炙甘草 10g，鸡血藤 30g，附子 10g（先煎），桂枝 10g。水煎服，每日 1 剂。连服 7 剂，每日配合按摩一次，辅以适当功能锻炼。复诊时自诉疼痛减轻，肩关节活动较前好转，续上方继续服 14 剂，疼痛症状消失，肩关节活动基本恢复正常。嘱继续功能锻炼，随访一年未复发。

# 第十一章　安神类方

安神类方是以安神药为主组成，具有安神定志作用，治疗神志不安证的方剂。神志不安证可分为虚实两端，实者多表现为惊狂善怒，烦躁不安，多由心火亢盛，扰动心神所致，按照"惊者平之"的治疗大法，治宜重镇安神；虚证多表现为心悸健忘，虚烦失眠，多由心血亏损所致，根据"虚者补之"的治疗大法，治宜补养安神。

## 清镇并用之方——朱砂安神丸

朱砂安神丸出自金代著名医家李东垣的《医学发明》，由朱砂、黄连、当归、生地黄、甘草组成，具有镇心安神、清心泻火的功效，主治心火亢盛、心神不安证，以惊悸失眠、舌红、脉细数为辨证要点。方中朱砂甘寒重镇，既能镇心安神，又能清心火，为君药；黄连苦寒，清心泻火，除烦安神，为臣药。二药相配，能镇惊悸，清心火，安心神，共奏清心安神之功。心火亢盛，易灼伤阴血，故又配以当归、生地黄养血滋阴，以补被灼伤之阴血，为佐药。炙甘草和中缓急，调和诸药，为使药。诸药合用，可使心火得清，阴血得补，则心神安定，诸症自除。本方现代常用于神经衰弱、抑郁症及其他原因导致的失眠等属于心火上炎、阴血不足者。

### 一、主治证辨识

朱砂安神丸原为心火偏盛、心神被扰所致的神志不安证而设。心火偏盛，心神被扰，故见心神烦乱、惊悸失眠；心火偏盛，灼伤阴血，故见舌红、脉细数。临床对该方的主治证辨识时，要注意以下两个方面：一是心火亢盛导致的失眠，往往表现为烦躁易怒，难以入睡，以入睡困难为主；二是方中朱砂内含硫化汞，有毒，不宜多服或久服，宜冲服，不宜水煎。

## 二、心火亢盛，扰动心神之失眠

笔者曾治一例46岁男性病人，病人失眠已有3年，主要表现为心烦气躁，入睡困难，曾服天王补心丸、柏子养心丸等安神药治疗，效果不显。就诊时，自诉失眠、每晚近凌晨3—4时才能入睡，而且只能睡3~4个小时，并伴有胸满心烦，头晕头痛，舌红，苔薄黄，脉细数。综合脉证，诊为心火亢盛，扰动心神之失眠，治以清心降火、镇心安神，拟朱砂安神丸加减：朱砂3g（冲），黄连10g，当归10g，生地黄20g，甘草6g，龙骨30g，牡蛎30g。服药6剂后，失眠症状减轻，后服朱砂安神丸成药1周，诸症消失而愈。

# 养心安神之方——天王补心丹

天王补心丹出自元代危亦林的《世医得效方》，由酸枣仁、柏子仁、远志、朱砂、生地黄、麦冬、天冬、玄参、当归、丹参、人参、茯苓、五味子、桔梗组成，具有养心安神、滋阴补血的功效，主治心神不安证，以心悸失眠、手足心热、舌红少苔、脉细数为辨证要点。方中重用生地黄滋阴清热，为君药。麦冬、天冬、玄参滋补心肾之阴，兼清虚火，并能润肠通便；酸枣仁、柏子仁养心安神。共为臣药。当归补血养血；远志安神益志；朱砂镇心安神，兼清心降火，可加强安定心神的作用；丹参清心补血安神；人参、茯苓补益心气，安神定志；五味子酸敛，养心安神，敛耗散之心气。共为佐药。桔梗引药上行入心，为使药。诸药合用，使心得血养，心神安定，诸症可除。本方现代常用于神经衰弱、精神分裂症、心血管疾病、甲亢等属阴血亏虚者。

## 一、主治证辨识

天王补心丹原方为阴血亏虚、心神失养所致的失眠证而设。也有传说该方可能源于佛门，据《道藏经》载，有个叫志公的和尚日夜讲经，天王怜悯其劳苦，遂赐给此药方。《医方集解》也有类似的记载："终南宣律师课诵劳心，梦天王授以此方，故此得名。"不论是否来自佛门，其病机是肯定的，即劳心太过，耗伤阴血，阴虚血少，心神失养。心主血脉，由于心阴血不足，心失所养，故见心悸怔忡；阴虚阳亢，虚火内扰，故见虚烦失眠、梦遗；阴血不足，肠失濡润，则大便干燥；舌红少苔，脉细数，均为阴虚之象。

## 二、心血亏损，心神失养之失眠

心主藏神，人的精神、意识、思维活动均由心主管，心血亏损，神失所养，会出现神志不安。除此以外，由于阴虚血少，髓海不充，病人多伴有健忘、记忆力下降，不耐思虑等。笔者曾治一例35岁女性病人，失眠半年，病人半年前因工作劳累和家庭问题，开始出现失眠，入睡较难，睡而易醒，伴噩梦纷纭，心慌心跳，腰酸痛。曾服七叶神安片、谷维素、脑力宝丸等药罔效，失眠症状加重。就诊时自诉近2周完全无法入睡，每天晚上10时上床，一般要到凌晨2时才有睡意，但每次刚要入睡，觉得有人站在身旁，心惊无法入睡，伴心悸，虚烦神疲，健忘，腰痛，手足心热，口舌生疮，舌红少苔，脉细而数。拟方天王补心丹加减：生地黄30g，天冬15g，麦冬15g，玄参15g，酸枣仁20g，柏子仁15g，当归15g，红参10g，五味子5g，远志10g，茯苓15g，丹参20g，桔梗15g，龙骨30g，牡蛎30g。水煎服，每日1剂。并配合艾司唑仑，每晚1mg，服药1周后病人症状减轻，停用艾司唑仑，继续服用中药2周而痊愈。

## 三、心肾亏损之阴道瘙痒

笔者曾治一例50岁的女性病人，患阴道瘙痒3个月。病人3个月前，月经周期紊乱，一般2个月来潮一次，而且量少，一般2天就干净，同时，无明显诱因而出现阴道及外阴瘙痒，小腹及阴道有灼热感，白带量极少，同房时阴道疼痛剧烈，现已不能同房，伴有口舌干燥，心烦易怒，心悸失眠，气短乏力，腰膝酸软，大便偏干，曾用洁尔阴外洗并用双唑泰泡腾片治疗，疗效欠佳，舌质红，苔少，脉细数，证属阴虚津伤，阴道失其润养。治拟滋阴润燥，祛风止痒，方选天王补心丹加减：生地黄30g，当归15g，柏子仁15g，远志10g，麦冬15g，天冬15g，玄参15g，丹参20g，西洋参15g，茯苓15g，五味子5g，桔梗10g，地肤子15g，土茯苓20g，防风15g。水煎服，每日1剂。服药7剂后，症状缓解，再服14剂后症状消失。本例病人阴虚津乏，阴道失其润养，而引起阴道瘙痒，这与青中年妇女由外来因素，如细菌、滴虫、霉菌、淋菌而致的生殖器炎症有别。治之以滋阴润燥、祛风止痒而使药证合拍，遂获良效。

名中医教你开药方1

# 养肝安神之方——酸枣仁汤

酸枣仁汤出自《金匮要略》，由酸枣仁、川芎、茯苓、知母、甘草组成，具有养血安神、清热除烦的功效，主治肝血不足之虚烦不眠证，以虚烦不眠、咽干口燥、舌红、脉弦细为辨证要点。方中酸枣仁养肝血（阴）、安心神、敛虚汗，故重用为君药。知母滋阴降火、清热除烦，茯苓宁心安神，共为臣药。虚烦不得眠之虚烦是因肝阴不足，虚热内生所致，失眠亦关系到肝气失调，故用川芎取其调畅肝气之效，与君药相配，酸收辛散并用，相反相成，具养血调肝安神之妙，为佐药。甘草和中缓肝（急），为使药。诸药合用，使肝经阴血得养，虚热得清，肝气得调，心神安定，睡眠自宁。本方现代常用于神经衰弱、心血管神经症、更年期综合征等属肝血不足，虚热内扰，心神不安者。

## 一、主治证辨识

本方主治失眠证，其多由心肝阴血不足，阴虚内热，虚火扰心所致。临床表现主要为两类症状：一是失眠表现，多以睡眠表浅、心烦、易惊醒为特点；二是肝阴血不足的表现，临床可见口燥咽干，两眼干涩、瘙痒，舌红少苔，脉弦细数。

## 二、肝血不足，心神失养之失眠

肝藏血，具有调节全身血供的作用，当人体休息时，血藏于肝，当人体活动时，各组织器官需要血液供应，血由肝输出到各需要器官。若肝血不足，不能供血于心，心神失养会导致失眠。该类失眠除失眠主症以外，多伴有肝阴血亏损症状。笔者曾治一例43岁女性病人，2年前，因为工作不顺利和家庭关系不和睦，致经常失眠，其后，随着工作环境和家庭关系的恶化，失眠日渐加重，每日睡眠仅3小时左右，曾在当地医院就诊，诊为"神经衰弱"，给予维生素及地西泮（安定）治疗。因担心不良反应，病人一直拒绝服安眠药，失眠症状无明显改善，随后求治于中医。就诊时，病人自诉最近3周，每日睡眠仅2小时左右，有时整夜无法入睡，心烦，口燥咽干，两眼干涩，因不能忍受丈夫睡眠时打呼噜，两人已分床睡1年。除以上所述外，有时会出现胸胁、乳房隐痛，舌质红，苔少，脉弦细。诊为肝阴血虚损，神失所养证。拟方酸枣仁汤加减：酸枣仁30g，知母15g，茯苓15g，川芎10g，炙甘草10g，生地黄15g，首乌藤30g，百合15g，丹参15g。水煎服，每日1剂。

服药 7 剂后，自觉心烦、眼睛干涩有所好转，继续服用上药 20 剂，诸症消失而愈。

现代中医名家蒲辅周也有类似医案记载。蒲氏曾治一例 52 岁男性病人，心绞痛频发，睡眠不好，仅能睡 3~4 小时，伴梦多心烦，醒后反觉疲劳，头痛，心悸气短，不能久视，稍劳则胸闷隐痛，脉沉迟，舌边燥，中有裂纹。处方：酸枣仁 15g，茯神 9g，川芎 5g，知母 5g，炙甘草 4g，天麻 9g，桑寄生 9g，菊花 3g。5 剂后头疼减，睡眠好转，脉微弦，右盛于左，舌同前。原方加肉苁蓉 12g，枸杞子 10g。再诊，睡眠好，心绞痛未作，脉两寸和缓，两关有力，两尺弱，舌正无苔。原方去知母、天麻、桑寄生，加黄精 12g，山萸肉 6g，山药 9g，5 剂善后。

以上医案中，病人除失眠症状外，伴有梦多、胸闷、心烦，表明该病由心肝血虚，虚热内扰所致，所以蒲老选用酸枣仁汤加菊花、桑寄生、天麻等治疗。服药后睡眠好、寸脉和缓，但两尺弱，说心肝血虚好转，肾虚仍较甚，后来加入黄精、山萸肉、山药等加强补肾作用。蒲老对该方的加减充分体现了中医辨证用方的精髓。

### 三、肝血亏损，虚火迫血妄行之鼻出血

肝藏血，如果肝血亏损，阴虚生内热，虚热迫血妄行可导致肝不能藏血而出现各类出血，其中鼻出血是常见的出血症状之一。笔者曾治一例 22 岁男性病人。病人为在校大学生，平素性格内向，睡眠较差，每遇考试前，会出现失眠，同时伴有寐中流鼻血，反复发作。就诊时，又遇考试，睡眠表浅，睡中鼻流血不止，口干咽燥，两眼干涩，足心发热，舌边尖红，苔少，脉细弦。诊为肝阴虚，虚火上火证，拟酸枣仁汤加减：酸枣仁 30g，知母 12g，川芎 10g，茯苓 15g，五味子 10g，炙甘草 6g，龟甲胶 10g，墨旱莲 1g，女贞子 15g。水煎服，每日 1 剂。3 剂鼻出血停止，继续服 2 周，随访半年未复发。

### 四、肝血亏损，经络受损之三叉神经痛

肝主情志，肝阴血亏损，病人往往会情志不畅，肝的经络挟胃，属肝，络胆，上贯膈，布胁肋，循喉咙之后，上入颃颡，连目系，上出额，与督脉会于巅。阴虚火旺，灼伤经络会出现头痛及面部疼痛。笔者曾治一例 48 岁女性病人，三叉神经痛 1 个月。病人近半年来，情绪烦躁，睡眠差，月经周期不准，量少。在当地医院诊为更年期综合征，予以对症处理。一周前，出现

右侧面部、口腔及下颌部疼痛，发作十余次。就诊时，症见形体瘦弱，面色潮红，痛苦面容，右面颊部皮肤粗糙，自诉有阵发性电击针刺样疼痛，痛止时有胀感，伴眩晕耳鸣，口干苦，心烦易怒，失眠，舌红少苔，脉弦细数。拟方：酸枣仁 30g，川芎 15g，茯苓 15g，知母 15g，白芍 15g，菊花 15g，栀子 15g，牡丹皮 10g，白僵蚕 10g，甘草 5g。水煎服。服 3 剂后，疼痛症状减轻，继续服用 7 剂，症状痊愈。

# 附录一　方名汉语拼音索引

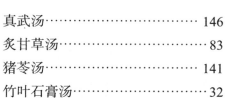

# 附录二 病症汉语拼音索引

附录二　病症汉语拼音索引

163

名中医教你开药方1

水热互结证，以小便不利、发热、渴欲饮水、舌红、脉细数为辨证要点，141

水肿，9，13，139

四肢发冷，61

## T

胎动不安，75

胎盘残留，117，122

痰涎壅盛、上实下虚之喘咳，以咳嗽、气喘、胸膈满闷、舌淡、苔白或腻、脉弦滑为辨证要点，109

痰饮，140

糖尿病，29，32，43，87

糖尿病肾病，147

糖尿病胃轻瘫，114

糖尿病周围神经病变，53

糖尿病足，56

体虚感冒，65

痛风，18，133

痛经，10，80，122

头部湿疹，37

头晕目眩，86

退行性膝关节炎，44

脱肛，75

## W

外耳道疖肿，37

外感风寒、内伤湿滞证，131

外感风寒表实证，以恶寒发热、无汗而喘、脉浮紧为辨证要点，5，7

外感风寒表虚证，以发热、恶风、汗出、舌淡红、苔白、脉浮缓为辨证要点，8

外感风寒湿邪，兼有里热证，以恶寒发热、头痛无汗、肢体酸痛、口苦微渴、脉浮为辨证要点，14

外寒内饮证，以恶寒发热、无汗、喘咳、痰多而稀、舌苔白滑、脉浮为辨证要点，11

外阴瘙痒，38

外阴炎，37

顽固性偏头痛，37

晚期高血压，100

萎缩性鼻炎，93

胃肠型感冒，133

胃肠炎，135

胃肠炎吐泻过多，50

胃窦炎，111

胃寒呕吐，48

胃火牙痛，39

胃及十二指肠溃疡，61，64，68，90，111，113

胃及十二指肠溃疡出血，81

胃扩张，113

胃热阴虚证，42

胃脘痛，62

胃虚痰阻气逆证，以心下痞硬、噫气不除、舌淡、苔白略腻、脉弱或滑为辨证要点，113

温病初起，邪郁肺卫证，以发热、微恶风寒、咽痛、舌红、脉浮数为辨证要点，19

无汗症，6

无排卵性功能失调性子宫出血，87

名
中
医
教
你
开
药
方
1

## Z

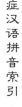

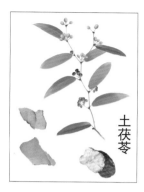
土茯苓

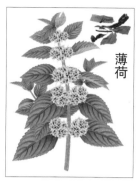
薄荷

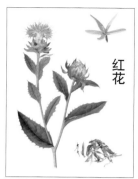
红花

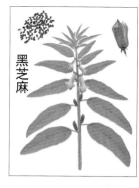
黑芝麻

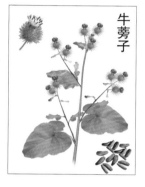
牛蒡子

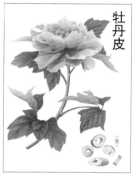
牡丹皮

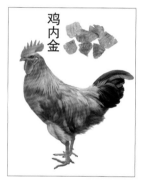
鸡内金

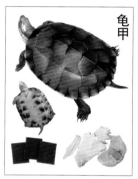
龟甲

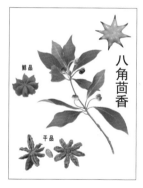
八角茴香

鲜品
干品

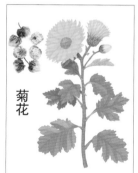
菊花

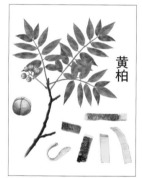
黄柏

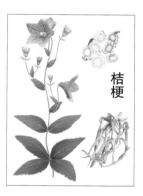
桔梗

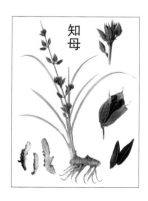
知母

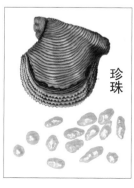
珍珠

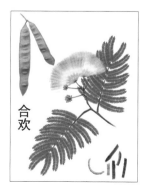
合欢

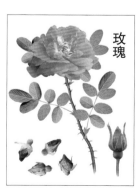
玫瑰

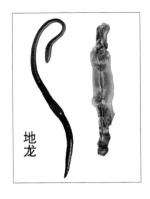
地龙

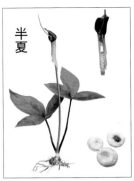
半夏

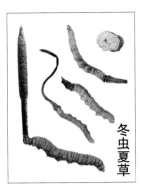
冬虫夏草

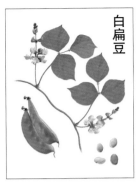
白扁豆

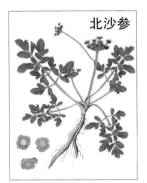
北沙参

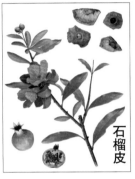
石榴皮

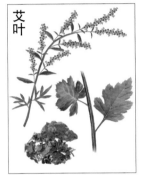
艾叶

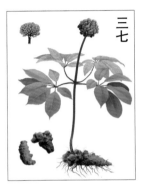
三七

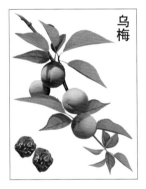
乌梅

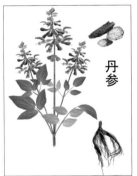
丹参

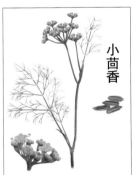
小茴香

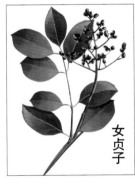
女贞子

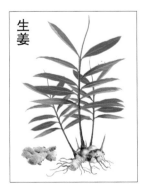
生姜

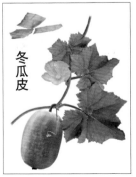
冬瓜皮

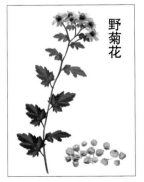
野菊花

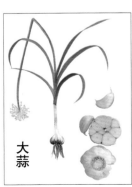
大蒜

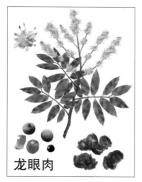
龙眼肉

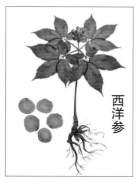
西洋参

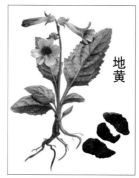
地黄

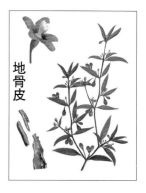
地骨皮

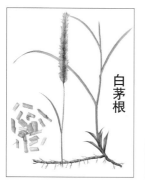
白茅根

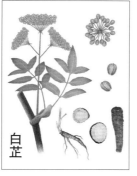
白芷

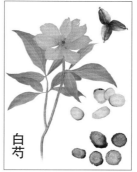
白芍

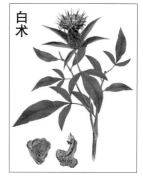
白术

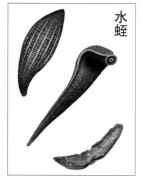
水蛭

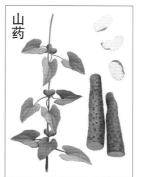
山药

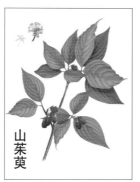
山茱萸

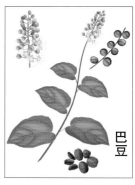
巴豆

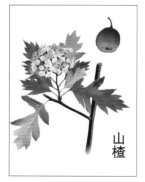
山楂

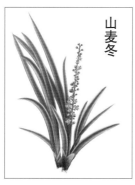
山麦冬

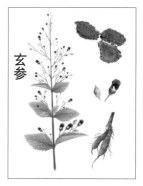
玄参

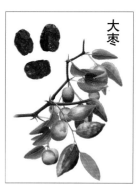
大枣

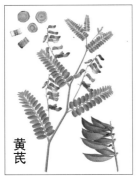
黄芪

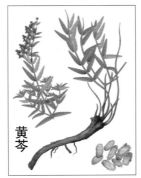
黄芩

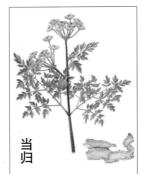
当归

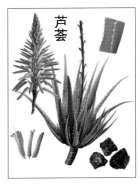
芦荟

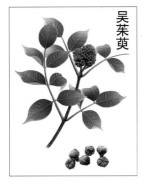
吴茱萸

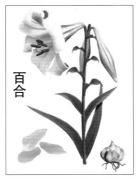
百合

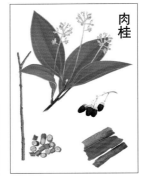
肉桂

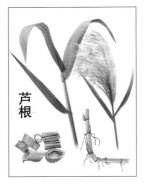
芦根

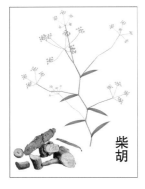
柴胡

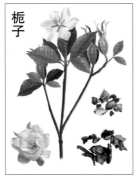
栀子

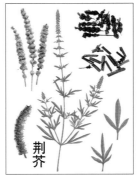
荆芥

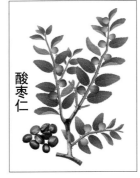
酸枣仁

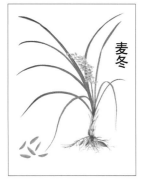
麦冬

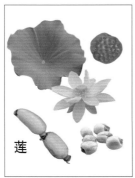
莲

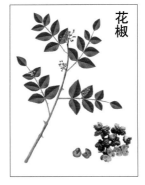
花椒

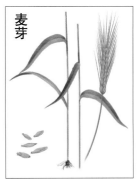
麦芽